超過365m

你所不知道的滋補養生

對症 袪病

養生酒

中國北京中醫藥大學名譽教授

謝惠民 醫師 主編

中國醫藥大學 中醫學院
中國藥學暨中藥資源學系教授
張永勳 審定／推薦

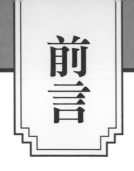

前言

　　酒有「通血脈，行藥勢，溫腸胃，禦風寒」等多重作用，人類最初的飲酒行為即與養生保健、防病治病有著密切的聯繫，故被奉為「百藥之長」。

　　古代醫家早在《神農本草經》中就明確記載了用酒製藥材治病的方法。酒最早用作麻醉劑，華佗用的「麻沸散」即用酒沖服；後來又發現其對疾病有一定的防治效果，如端午節飲艾葉酒，重陽節飲菊花酒以避瘟疫。《千金方》記載：「一人飲，一家無疫，一家飲，一里無疫。」可見自古以來，酒或用於炮製中藥，或用於沖服藥物，具有保健祛病的強大功用。

　　藥酒，就是將祛病保健、強身健體的中藥浸泡於酒而製成的日常保健佳品，不僅配置方便、藥效穩定、安全有效，而且因為酒精是一種良好的有機溶劑，所以中藥的各種有效成分都易溶於其中。中醫理論認為，患病日久必將導致正氣虧虛，脈絡瘀阻，因此各種慢性虛損常常存在不同程度的氣血不暢、經脈滯澀問題。中藥滋補強身，酒則辛散溫通，藥借酒力、酒助藥勢，充分發揮效力，提高了療效。

　　不僅如此，藥酒的服用和儲存也很方便，內服外用均宜，急症、久病皆可，對一些頑疾雜症效果更為顯著。因此，歷代醫家都很重視藥酒，它也廣受群眾的歡迎。

　　數千年來，透過歷代醫家和民眾的不懈努力，中華民族在藥酒製作和運用方面積累了豐富的經驗，藥酒品種數不勝數，其中很多藥酒因為

選料講究、配方獨到、做工精細、療效神奇而備受追捧，成為經典。隨著人們對健康生活的不斷追求，製作和使用藥酒已經不僅是治病保健的需要，更成為一種健康生活的時尚之舉，受到人們越來越多的青睞。

為了讓更多人瞭解和掌握各種藥酒的製作及運用方法，使藥酒的神奇功效更廣泛地惠及大眾，我們在瀏覽研究歷代醫家有關藥酒著作和各種藥酒配方的基礎上，精選出最為實用、最易於製作，且安全有效的數百種藥酒方，結合當下生活，編成此書。

本書分為三篇，上篇綜合介紹了藥酒的製作、服用等方法，以及對症選料。中篇針對人體各系統的常見症狀和慢性病，提出對症藥酒方。下篇針對不同家庭成員，提出相應的保健藥酒。每一款藥酒都詳細地介紹了配方、製作方法、功效和服用指示。有些藥酒的使用需要考慮體質、病情等因素，本書也都做了必要的提示。

本書綱目清晰，敘述規範，語言精練，文字淺顯，配方實用，用藥精到，是一般讀者製作藥酒的入門必備，也是養生保健愛好者的參考指南。

需要注意的是，藥酒在治病保健方面雖然特色優勢明顯，但並不適合所有病症，有些人群更需避免。此外，中藥存在不少同名異物的現象，不懂醫者，拿不準中藥的讀者建議諮詢中藥師，或在中醫師的指導下使用，以免對身體造成危害。

推薦序

　　古代醫生在治病時，為了使藥物發揮更好的療效，通常會借助酒來增強藥力。《說文解字》記載：「醫，治病工也醫之性然。得酒而使，從西。」可見自古以來治病就已經離不開酒了。藥酒，素有「百藥之長」之稱，是將強身健體的中藥與酒「溶」於一體的藥物劑型。藥酒自古已有數千年的歷史，早在西周時期，人們就廣泛使用藥酒防病治病，補益強身。我國最早的醫書《內經・素問》中就有〈湯液醪醴論篇〉。「湯液」就是現在的湯藥煎劑，而「醪醴」即我們所說的藥酒，用於治療。酒性輕揚，味苦甘辛，具有通血脈、行藥勢、溫腸胃、御風寒之功，在治療方面有扶正祛邪，增強機體免疫力，提高機體適應性等特點。將中藥材按照一定配伍用酒浸泡製成藥酒，藥借酒力、酒助藥勢而充分發揮其效力，提高療效。藥酒具有製作簡便、療效可靠的特點，所以藥酒深受歷代醫家的重視和廣大群眾的喜愛。

　　本書《對症祛病養生酒》收錄近 400 種常用藥酒方，分上、中、下三篇，上篇介紹一般藥酒之製法，中篇介紹常見疾病之藥酒方，下篇介紹家中不同成員之藥酒方。書中介紹藥酒之製備常用白酒，可用米酒（22%）或 38% 或 58% 之高粱酒。泡藥酒最好用陶瓷或玻璃瓶子，不可用塑膠瓶，因塑化劑會溶於酒精而中毒。

如遇感冒、發熱、咽喉痛及氣管炎等，均應停服藥酒。另外，孕婦、高血壓、心臟病、肝臟病、嚴重胃病患者也應慎用藥酒。服用鎮靜劑或安眠藥時，不宜同時飲用酒和藥酒。外用藥酒，因常含有烏頭、附子等毒性成分，不可內服。另外，一切含有有毒成分的礦物藥，如含汞、砷、鉻、鉛等的礦物藥均不應用來浸酒。端午節有喝雄黃酒之說，因毒性太大，不應服用，以免中毒。

　　閱讀全書初稿後，發現本書圖文並茂、內容豐富、印刷精美，為一本通俗、極有實用價值之藥酒方書籍，適合推廣於一般民眾，樂於推薦，與大家分享。

台灣　中國醫藥大學　中醫學院
中國藥學暨中藥資源學系教授

張永勳

目次

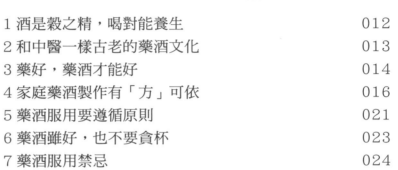

第七章
腎是氣血之本，養生先得養腎

第八章
五官疾病，讓藥酒恢復你的形象

第九章
十女九病，藥酒治療婦科疾病

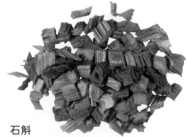

石斛

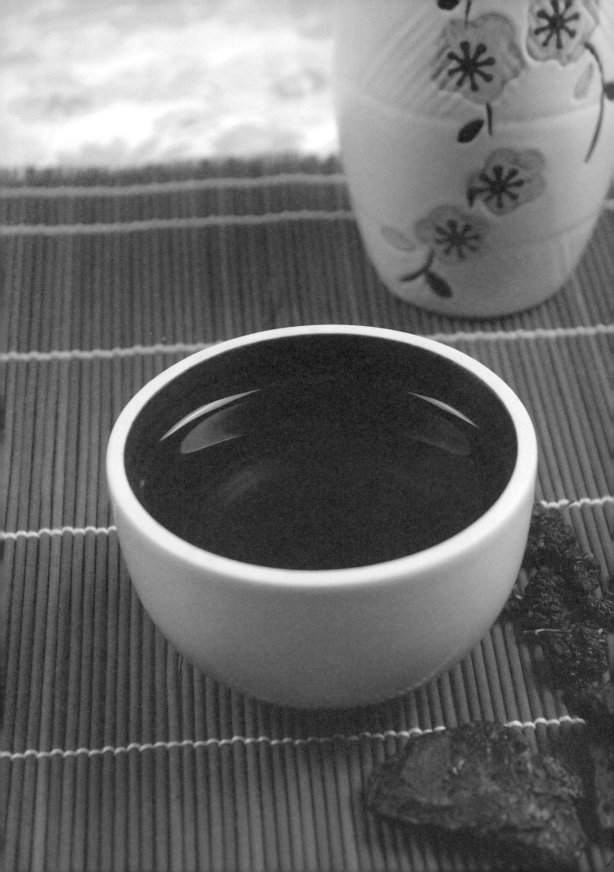

上篇——酒入百脈，藥酒補養千萬年

藥酒是老祖宗創造並留給我們的養生大智慧，
無論是《黃帝內經》的字裡行間，
還是馬王堆殘存的竹簡，
流傳千年的藥酒從未失去它濃郁的芬芳，
一壺藥酒傳承的是永不磨滅的養生智慧。

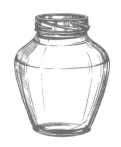

第一章
在家輕鬆泡藥酒

　　好藥也需要能通達疾患處方能奏效，古代醫家發現酒有溫通血脈、宣散藥力的作用，為「百藥之長」，於是便取其善行藥勢而達於臟腑、四肢百骸之性，創造了獨特而神奇的藥酒。

1 酒是穀之精，喝對能養生

　　《黃帝內經》認為，酒為「熟穀之液」。中醫認為酒味苦而辛，入心、肝、肺、胃經，有通血脈、禦寒氣、行藥勢的作用，《漢書‧食貨志》稱酒為「百藥之長」。現代研究表明，酒能促進腸胃道分泌，幫助消化吸收，增強血液循環，促進組織代謝，提高細胞活力。所以適量飲酒對健康具有一定的益處，科學地配製、服用藥酒，不僅能祛病療疾，還能發揮養生的功效。

　　但酒雖然有諸多好處，畢竟也是「性溫有毒」。周代初期就有《酒誥》，奉勸人們不要過度飲酒。《詩經》有「山有漆，隰有栗。子有酒食，何不日鼓瑟？且以喜樂，且以永日。宛其死矣，他人入室。」說的就是日日飲酒，天天笙歌，毀壞了人的健康，就會出現不良後果。

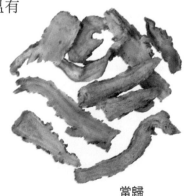

當歸

酒能壯膽，使懦夫做出英雄般的壯舉；酒也能讓人迷失本性，做出令人追悔莫及的傻事。《黃帝內經》說這是因為過度飲酒影響人的臟腑，肝主謀慮，膽主決斷，飲酒後就改變了人的性格與作為，可見古人對過度飲酒危害已經認識得很清楚了。

2 和中醫一樣古老的藥酒文化

古代醫生在治病時，為了使藥物發揮更好的療效，通常會借助酒來增強藥力。《說文解字》記載：「醫，治病工也……醫之性然。得酒而使，從酉。」可見在那個時候治病就已經離不開酒了。「酉」字是酒字的初文，它像一個密封的酒罈，裡邊儲藏了食物。用「酉」做偏旁的字，大多與酒有關係，如「醫」字從「酉」，可見自古以來的醫療活動，正與酒有著密切的關係。

距今二千多年以前的《黃帝內經》就專門設有〈湯液醪醴論篇〉。所謂「湯液」就是現在的湯藥煎劑，而「醪醴」即我們所說的藥酒。1973 年，中國考古學家還在湖南長沙市馬王堆三號漢墓出土了《五十二病方》，其中記載了內外用藥酒治療疽、蛇傷等疾病的藥酒方。這被公認為中國目前已知的最早的藥酒。而且在馬王堆出土的另外兩本帛書《養生方》和《雜療方》中，也有藥酒方、酒劑配方、釀製工藝等記載。由此可見，中國的藥酒在當時就有了一定的發展。

酒對醫療的作用，歷代醫家多有論述，但以東漢醫家張仲景所用為最，在《傷寒論》、《金匱要略》中用酒者就涉及二十四方，方中用藥，或以酒洗，或以酒浸、酒煎、酒下等法，可見酒在中醫治療中的獨特作用。唐代醫家孫思邈

健康飲酒的原則

1　不可空腹飲酒。

2　應控制飲酒量，不能每餐必飲，每飲必醉。

3　除了有些藥物需用酒服下外，服藥前後不要飲酒。

4　不要透過飲酒來保暖，喝了酒比不喝酒更易產生寒顫，導致受涼或感冒。

5　儘量飲用酒精濃度較低的葡萄酒、紹興黃酒和啤酒，少喝或不喝烈性白酒。

《千金翼方・諸酒》中記載酒方二十個，可以算是中國現存醫著中對藥酒的最早專題綜述。

酒本身有「通血脈，行藥勢，溫腸胃，禦風寒」等作用。藥酒因為是在酒中加入了滋補性質的各種中藥或食物，所以既可治療和預防疾病，又可用於病後的輔助治療。滋補藥酒還可以藥之功，借酒之力，發揮補虛強壯和抗衰益壽的作用。

一杯氣味醇正、芳香濃鬱的藥酒，既沒有「良藥苦口」的煩惱，也沒有現代打針輸液的痛苦，而是給人們帶來一種佳釀美酒的享受。

3 藥好，藥酒才能好

中藥千差萬別，如果選擇不好，不但發揮不了治療或養生保健的作用，反而可能對身體有害。選對藥材，選好藥材，是泡出優質藥酒的基礎。

中藥選擇要注重品質

因為不同地區的土質與水質都有差別，所以同樣的藥材產自不同的地區，其藥效也會有所差別。一般來說，道地藥材（見 P.15 說明）因其生產較為集中，栽培技術、採收、加工也都有一定的講究，所以同種藥材的品質和療效比其他地區產的更好。

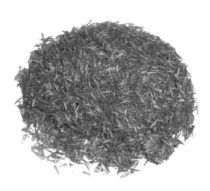

紅花

同種異地出產的藥材在品質上有明顯的差異，如人參、地黃、杜仲、當歸等，產地不同藥效差異就很大。例如，產自中國浙江的浙貝母，又稱大貝母或象貝母，其功效長於清肺去痰，適用於痰熱蘊肺之咳嗽；而產自中國四川的川貝母，則長於潤肺止咳，適用於肺有燥熱之咳嗽以及虛勞咳嗽等。那麼在需要使用川貝母時就不可以浙貝母替代。

又如牛膝有淮牛膝和川牛膝之分，淮牛膝產於中國河南，含有多量鉀

鹽和皂苷，功能以補肝腎，強筋骨為主；川牛膝則產於中國四川，不含皂苷成分，臨床應用以活血化瘀，引血下行為主，兩者有較大區別。

再如小麥分淮小麥和浮小麥，前者安神，後者斂汗。凡此種種，選用均應加以注意。

選用規範的炮製藥材

每一種中藥都具有一定的特性，或偏於寒性或偏於熱性，或升或降，或苦或鹹，歸經也不同，中醫正是利用這些中藥固有的不同特性，來調理人體陰陽氣血的偏盛偏衰，從而恢復生理平衡，達到治療疾病或養生的目的。

中藥的性味歸經、升降沉浮是藥物本身固有的，有時為了改變藥性、降低毒素、提高藥效，往往還需要對藥材進行炮製，也就是對生藥材進行再加工。選用規範的中藥炮製品，無論是製作藥酒還是煎取汁液，療效都會更好。

炮製的方法有很多，經過炮製的藥材可以增強療效，比如當歸、川芎、威靈仙等活血通絡、調經止痛、祛風除濕的藥多用「酒製」可以助歸經入血；柴胡、香附、乳香、延胡索等疏肝理氣、活血祛瘀、行氣止痛的藥多用「醋製」入肝以助功效；補腎固精壯陽的藥多用「鹽製」以入肝腎而增效；溫胃止咳的藥則多用「薑製」以歸脾胃經。

炮製過的藥材還可以降低毒副作用，比如生半夏、馬錢子、川烏、附子等生用都是有毒的，經過煮、浸等炮製後降低了毒性才能入藥。

炮製還能改變藥材的功效，比如生首烏生津潤燥、潤腸滑便，經黑豆汁蒸煮之後，就有了補肝腎、益精血、烏鬚髮的作用等。再如生地擅長清熱涼血養陰，而熟地則偏於養血滋陰補腎。

道地藥材

道地藥材又稱「地道藥材」，是指在特定自然條件、生態環境的地域內所產的藥材。道地藥材被視為古代中醫辨別優質中藥材的獨具特色的標準，也是中國中藥行業一個約定俗成的中藥品質概念。

　　此外，一些藥材經過煅燒、砂燙炮製，其有效成分才更容易浸出，從而發揮應有的功效。

4 家庭藥酒製作有「方」可依

　　家庭製作藥酒，一方面要選好藥，選用合適的酒，另一方面，運用適當的方法製作也是很重要的。

酒的選擇

　　藥酒是酒和中藥共同加工製成的一種飲品，其中酒主要發揮溶解、析出、穩定、調味等作用。藥酒的酒精濃度根據選用的酒種而有高有低。部分外用藥酒，還可以用藥用酒精來配製。在製作藥酒時，選擇何種類型的酒作為溶媒是炮製藥酒的第一步。

　　早在唐代，中國第一部官修的藥典《新修本草》就指出「諸酒醇不同，唯米酒入藥」。宋明時期，都是用米酒作為配製藥酒的原料，至清朝始，漸漸普及使用白酒來浸泡藥物。現今，大多數藥酒仍然以白酒作為溶媒（溶劑），這是因為白酒的酒精濃度較高，容易將藥材中的有效成分析出。

注意事項

同一種藥材不同的使用部位，其功能也有差異，所以選用的時候不可用其他部位代替。比如當歸用尾活血，用身則補血；再如紫蘇葉發表散寒，行氣寬中，用於感冒風寒、咳嗽氣喘、胸腹脹滿，而紫蘇子則下氣定喘，止嗽消痰，用於上氣咳逆、風痰喘急。

　　製作藥酒時，不論選擇何種酒作為溶媒，都應注意酒的品質、濃度和用量。所謂酒的品質，主要指在購買酒時，要注意酒的色澤、氣味、口感等。一般來說，炮製藥酒以使用品質優等的酒為佳。以白酒為例，好的白酒應是無色透明，不混濁，無沉澱物，氣味芳香，口味甘醇濃烈。而黃酒的品質則要求色黃褐而透明，氣味濃郁淳厚，口感柔和爽口。

　　製作藥酒時，根據所需藥酒的性能和功效，把握好酒的濃度也十分重要。如果酒的濃度過高，藥物中的水分容易被滲出，而使藥質變硬，

有效成分反而難以溶解析出。如果酒的濃度過低，則藥物可能因吸收水分而體積膨脹，同時一些苦味質及雜質等易被溶出，影響藥酒的氣味。一般來說，配製滋補類藥酒時，酒的濃度可以低一些；配製祛風濕、活氣血、通經絡的藥酒時，則酒的濃度可高些。

藥酒的製作方法

　　藥酒的製作方法多種多樣，各有所長。最初的製作方法是將中藥直接放入酒中浸泡，如唐代孫思邈就說：「凡漬藥酒，藥皆切細，生絹袋盛之，納酒中，密封頭，春夏四五日，秋冬七八日，皆以味足為度，去渣，服酒。」李時珍則另有方法，他在《本草綱目》中指出：
「或以藥煮汁和飯，或以藥袋安置酒中，藥入罈密封，置大鍋中，水煮一日，埋土中七日，出火毒乃飲。」綜合歷代醫家的製作方法，歸納起來，主要有「浸漬法」、「釀造法」、「滲漉法」等。

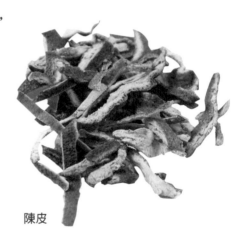

陳皮

1 浸漬法

浸漬法是家庭製作藥酒時最常用的方法，具體又有「冷浸法」和「熱浸法」之分。對那些有效成分容易浸出的單味藥，或味數不多的藥物，或有較強揮發性成分的藥物，多採用冷浸法。如果藥酒的處方配伍眾多，酒量有限，用冷浸法時有效成分就不易浸出，應該改用熱浸法。對於酒精濃度較低的酒，如黃酒、果酒，不容易將藥物中某些有效成分溶解出來，也常用加溫的方法使藥物的有效成分能儘可能的析出。

1-1 熱浸法

① 將藥物軋粗末或切薄片，放進酒器內，加入適量的酒，密封瓶口。

② 隔水蒸煮至沸，取出等待冷卻，放置於陰涼處，浸泡至規定時間。

③ 濾取酒液，藥渣壓榨後取液過濾，合併藥液，澄清後裝瓶。

★ 另有一種方法，將藥物放陶器（如砂鍋）中，加入適量酒，用厚紙封固，浸泡數小時後，用小火慢煮至沸，取下等待變涼，靜置 2 ～ 3 天，如上法取藥液備用。

1-2 冷浸法

① 將藥物適當切製加工，若泡用的酒量不多，可將切片或粉碎的藥物用乾淨紗布袋包裝，紮緊袋口，放入酒器中，也可直接將藥物置於容器內。

② 加入適量的酒，密封浸泡。浸泡一般為 7 天到 1 個月。

③ 將酒器放置在陰冷避光處，適當攪動或晃動，使酒與藥物能充分接觸。剛開始每天攪動或搖晃 1 次，7 天後可改為每週攪動或搖晃 1 次。

④ 待藥物有效成分浸出後取酒液，藥渣壓榨後棄去，將酒液靜置過濾澄清，儲存在酒瓶中，慢慢飲用。

★ 還有一種冷浸方法，不需壓榨去渣，浸泡到一定時間即開始取酒液服用，剩一半藥酒時再加入適量酒，如此往復，直至味淡。餘下藥渣可研為細末，用第二料藥酒送服，如參茸酒就可用此法。

2 釀造法

本法是用米、麴和藥物，透過直接發酵的方法釀取成酒。用釀造法製作出的藥酒，酒精濃度較低，適於不會飲酒者。製作藥酒時，為了緩和藥性、調和口味、便於服用，還常使用一些矯味劑或著色劑，如紅糖、冰糖、白砂糖、蜂蜜等。

① 根據處方取用適量的糯米、酒麴和藥材。

② 先將藥材揀洗乾淨，打成粗粉狀；糯米淘洗乾淨；酒麴粉碎。

③ 將糯米浸泡至膨脹，然後蒸煮成乾粥狀，等待冷卻卻至 30℃左右。

④ 加入藥粉和酒麴，攪拌均勻，置陶器內發酵。發酵時應保持適當的溫度，如溫度升得太高，可適當攪拌以降溫。

⑤ 經過 7 ～ 14 天，發酵完成，經壓榨、澄清，濾取酒液。將濾取的酒液裝瓶，再隔水加熱至 75 ～ 80℃，以殺滅酵母菌及其他雜菌，確保藥酒品質並便於儲存。

★ 另一種方法是先煎煮中藥，取藥汁與米攪拌同蒸煮，然後加入酒麴發酵成酒。

3 滲漉法

適用於大量藥酒的製作，需要一定的設備。家庭製作藥酒一般不用此法，以下只做簡單介紹。

① 先將藥材粉碎成粗末，加入適量的白酒浸潤 2 ～ 4 小時，使藥材粗粉充分膨脹。

② 將膨脹後的藥材粗粉分次均勻地裝入底部墊有脫脂棉的滲漉器中，每次裝好後用木棒壓緊。

③ 裝完藥材，蓋上紗布，並壓上一層洗淨的小石子（以免加入白酒後使藥粉浮起），然後打開滲漉器下口的開關，再慢慢地從滲漉器上部加入白酒。

④ 液體自下口流出時關上開關，從而使流出的液體進入滲漉器內，繼續加入白酒至高出藥粉面數公分為止，然後加蓋。放置 24 ～ 48 小時後打開下口開關，使滲漉液緩緩流出。

⑤ 按規定量收集滲漉液，加入矯味劑攪勻，溶解後密封，靜置數日後濾出藥液，再添加白酒至規定量，即得藥酒。

製酒的容器

選用合適的酒器對浸製藥酒、確保製酒品質，以及儲藏藥酒都十分重要。製酒容器應以陶瓷製品或玻璃製品為佳，不宜使用鋁合金、錫合金或鐵器等金屬製品。使用的酒器應有蓋，以防止酒的揮發和灰塵汙染等。

陶瓷容器具有防潮、防燥、避光、保氣，以及不易與藥物發生化學反應等優點，而且外形古樸美觀，具有文化特色，但在防滲透方面要比玻璃製品差。

玻璃酒器經濟價廉，容易獲得，是家庭自製藥酒常用的容器。但玻璃有吸收熱的特點，且透明透光，容易造成藥酒中有效成分的不穩定，影響儲藏。一般應選用深色玻璃酒器為佳。

藥酒的儲藏

藥酒製作完成後，應及時裝瓶或盛罈，酒器上口要密封，勿使酒氣外洩，防止空氣與藥酒接觸，以免藥物氧化和汙染。封好瓶口的藥酒應放置在陰涼乾燥和避光的地方。服用時，隨飲隨倒，倒後立即將瓶口或罈口封閉。

此外，如果配製的是外用藥酒，還要注意做好標記，放置到安全合適的地方，以免被誤作內服藥酒飲用。

製酒的時令

製備藥酒的最佳時節是春秋兩季。因為夏季氣溫高，酒精揮發較快，容易喪失有效成分，有些原料也容易變質；而冬季過於寒冷，藥物的有效成分不容易浸出。春秋兩季氣溫不冷不熱正適合製作，特別是秋季製作的藥酒，儲存後正好是冬令時節，冬季主收藏，人體活動相對減少，新

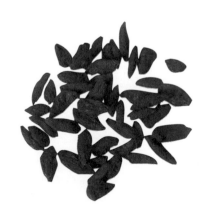

枸杞

陳代謝緩慢，這時進補容易被吸收。而且藥酒多是偏於溫性的，尤其是保健藥酒，在寒冷的季節飲用對身體大有好處。

5 藥酒服用要遵循原則

喝對時間

按照中醫理論，人體腹臟氣血運行規律與時辰（十二地支計時）密切相關，即在某個時間段進服某類藥酒效果最佳。早上5～7時為腎所主，人體陽氣升發，故補腎壯陽、行水利濕的藥酒應在清晨服用。支配呼吸道肌肉的自主神經晚上興奮，早上將多數痰涎、濁物驅逐到咽喉等處，因此化痰止咳類藥酒也應在早晨服用。

午前陽氣升發，服用益氣昇陽類藥酒更能發揮作用。正午陽氣升騰之力最大，服用發汗解表類藥酒更能祛邪外出。

21～23時腎臟功能虛衰，服用滋養陰血類藥酒可更好地發揮藥效。強心安神類藥酒應在臨睡前服，以便臥床後及時進入睡眠狀態，提前服用會影響工作和生活，特別是高空作業者，白天服用後容易引發事故。

服用藥酒的時間還應兼顧病灶。胸膈以上的疾病，如肺臟、頭面部疾患，最好在飯後服用，這樣有效成分向上，更易接近病灶。胸腹以下疾病，如脾胃、肛腸處疾病，最好空腹服用，這樣有效成分向下易靠近病灶，能更好地發揮作用。病在四肢血脈，最好晨起空腹口服，這時四肢血流快，且胃中食物少，有效成分容易吸收並輸送到病灶，可更快發揮作用。病在骨髓，應晚飯後服用，這時人體代謝活動緩慢，有效成分緩慢吸收，藥效可持續更長時間。

通常，飯前服、空腹服均宜在飯前10～60分鐘服用，飯後服宜在飯後15～30分鐘服用，睡前服宜在睡前10～30分鐘服用，晨起服宜在早晨起床後10～30分鐘服用。

辨證使用

是藥三分毒，藥酒雖有補益祛病功效，但也不是隨便就能喝。對於那些即使沒有明顯病症，而是為強身健體、預防疾病服用保健補酒的人來說，也要根據服用者的體質稟賦、性別、年齡、生活習慣等個體差異和時令節氣等進行綜合考慮，選用合適的藥酒。對於自己的體質狀況屬哪一種證型，如自己辨別不清，應請醫生診斷，確定性質，然後再選用或配製合適的藥酒服用。

若是患有某種疾病，欲服用藥酒治療，更需進行辨證，根據表裡、寒熱、虛實、陰陽，辨證選擇藥酒輔助治療，才能發揮應有的效果。

常溫服用

藥酒是冷飲還是熱飲，關鍵在於藥酒的性味。酒性本熱，加入溫熱藥製成藥酒確實性熱，但是加入寒涼藥製成藥酒後反而偏寒了。也就是說，並不是所有的藥酒都性熱。因此，飲用藥酒的溫度應該兼顧病症的寒熱。具體而言，治療寒證，熱飲較好；治療熱證，冷飲較好；治療寒熱、陰陽盛衰差異不大的病症，溫飲（37℃）較好。從實際情況來看，熱飲的穿透力較強，對大腦的傷害較大，因此建議不要熱飲，可以選擇常溫服用。

內外有別

藥酒分內服外用兩種，外用藥酒不宜內服，內服藥酒不宜外用。因為外用藥酒有些加了附子、川烏等有毒物質，改成內服以後容易中毒；有些加了冰片、薄荷等容易揮發的物質，改成內服以後作用效果不是很好。另外，外用藥酒直接與患處接觸，吸收多，見效快，常常劑量比較大，改成內服以後吸收比較少，見效慢，不容易發揮正常的治療作用。

內服藥酒也不宜外用，因為有些藥酒需要跟胃酸等體內物質發生反應以後才會發生作用，外用則無效；有些藥酒的有效成分含量比較低，很難在患處達到要求的濃度，外用效果不理想；還有一些藥酒內服吸收慢、作

用久，改成外用後吸收快、藥力猛，容易引起不良後果。

病癒即止

用於治療的藥酒，在飲用過程中，應病癒即止，不宜長久服用，避免造成對酒精的依賴性，以及濫用藥物對身體的損害。

滋補性藥酒，也要根據自己的身體狀況，適量飲用，不可過量，以避免過量飲用對身體造成不必要的負擔，未補先傷身就得不償失了。但對於養生保健用藥酒，最好能長期服用。

6 藥酒雖好，也不要貪杯

飲量適度

藥酒的一般飲用方法是每次飲用 10 ～ 30 毫升，每天飲用 2 ～ 3 次（即飯前 1 小時內、飯後 30 分鐘內、睡前 30 分鐘內），或者依病情及所用藥酒的性質、濃度而調整。不擅飲酒者可以只在睡前飲少許，嗜酒者飲也不宜過量。

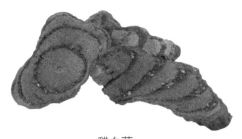

雞血藤

少飲酒或不習慣飲酒的人服用藥酒時則應從小劑量開始，循序漸進，逐步過渡到需要服用的量。

如果以用藥劑量來考量，治療類的藥劑以每天相當於服用 10 ～ 20 克生藥量的藥酒較好，保健類長期服用的以 5 ～ 10 克生藥量的藥酒為度。外用藥酒應少量多次，儘可能多使用一些為宜。

持續飲用

由於在製作藥酒時，常加藥材 10 ～ 20 倍量的酒。也就是說，10 毫升藥酒中只含 1 克藥材，以每次服用 30 毫升為例，才相當於 3 克的藥物，

與常規每天服用 20 克原生藥相比，服用劑量較少，因此為了能有效地保健和治療，需要持續飲用，這樣才可以見效。正如唐代大醫學家孫思邈所說：「凡服藥酒，欲得使酒氣相接，不得斷絕，絕則不得藥力。」

7 藥酒服用禁忌

藥酒既是酒，也是藥，所以在飲用時就要充分考慮二者的服用禁忌。一般來說，飲用藥酒時，需要在服用藥物、身體病症、生理、年齡、飲食起居等方面有所注意。

疾病禁忌

如遇感冒、發熱、咽喉痛及氣管炎等，均應停服藥酒。婦女月經多時，活血類藥酒要慎用。另外，高血壓、心臟病、肝臟病、嚴重胃病患者也應慎用藥酒。

人群禁忌

育齡夫婦忌飲酒過多。過多飲酒會使生殖功能下降，不利於懷孕，即使懷孕後胎兒發育也會受影響。只有患了不孕不育症的育齡夫婦才可以考慮服用對症的藥酒進行治療。兒童和青少年處於成長發育期，容易受到酒精傷害，不宜飲用藥酒。老年人由於新陳代謝功能相對緩慢，飲用藥酒時應減量，不宜多飲。

飲食禁忌

服用藥酒後不要服葛花、綠豆、枳椇子等解酒類的中草藥，以免降低或消除藥酒的藥力。此外，服用藥酒後，不宜再服白酒，也不宜與白酒同飲。

服用藥酒時如非必要，最好不要加糖或冰糖調味，以免影響藥效，可以適當加些蜜

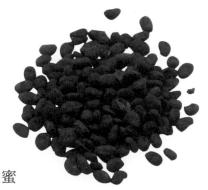

補骨脂

糖，以減少對胃的刺激，並保護肝臟，提高藥效。

　　服治療藥酒一定要適合病情，有針對性地服用，不可將幾種治療作用不同的藥酒同時或交叉服用，以免影響療效或引起不良反應。

藥物禁忌

　　服用下列藥物時不宜同時飲用酒和藥酒：

・巴比妥類中樞神經抑制藥。

・精神安定劑，如氯丙嗪、異丙嗪
　（Promethazine）、羥氯丙嗪（Perphenazine）、安定、利眠寧和抗過敏藥物氯苯那敏、佩你安錠、苯海拉明等。

・單胺氧化酶抑制劑。

・抗凝血類藥物。

・利福平、苯妥英鈉（Phenytoin sodium）、氨基比林等藥物。

・降血糖藥物。

・降壓藥。

・阿司匹林。

・磺胺類藥物等。

注意事項

服用含毒的藥酒後，如果出現口麻、眩暈、嘔吐等不良反應，應警惕中毒，要停用藥酒，並及時就醫處理。就醫時帶上服用的藥酒，以便醫生診斷。

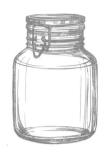

第二章
藥酒養生，對症選擇

　　養生藥酒並不是一股腦將養生藥材拿來浸泡，不同藥材的補益功效也不相同，只有選對藥，泡出的酒才能具有相應的養生功效。養生不外乎調和陰陽氣血，陰虛、陽虛、氣虛、血虛，不同的體虛症狀，需要不同的養生方案，才能收到補益之功。

1 補血藥酒——讓血脈通暢，身體倍棒

　　血是人體最寶貴的物質之一，它內養臟腑，外養皮毛筋骨，維持人體各臟腑組織器官的正常功能活動。若血虛不能營養身體，則會出現面色無華、視力減退、關節活動不靈、四肢麻木、皮膚乾燥、發癢、頭痛眩暈、失眠多夢等症狀。因此，養生最重要的一點就是要注意補血，血脈通暢，健康才有所依。

　　養血藥酒可選的材料很多，常見的有當歸、首烏、熟地黃、紅棗、桂圓肉、白芍、雞血藤等。

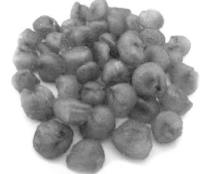

桂圓肉（龍眼肉）

當歸　血虛能補，血枯能潤

當歸具有補血活血、袪瘀調經、潤腸通便的功效，還有抗衰老、駐容養顏、護髮的作用，被歷代醫家推崇為婦科之要藥，歷來被稱作「血中聖藥」。許多傳統的中藥方劑都離不開當歸，有「十方九歸」之說。《本草綱目》記載當歸「治頭痛、心腹諸痛……和血補血」。《本草備要》說它「血虛能補，血枯能潤」。

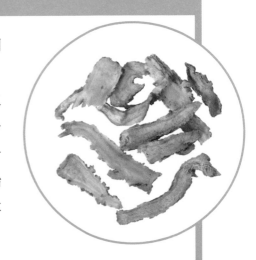

當歸酒

養血活血、通絡止痛，適用於血虛所致之頭暈目眩、周身酸楚、筋骨不利、四肢麻木及月經不調等症。

口服

每天午飯、晚飯前各 1 次

配方　當歸片 100 克，白酒 1,000 毫升。
製法　將當歸片與白酒一同置於酒罈內，密封浸泡 10 天，用時取其上清液。
用法　口服。每天午飯、晚飯前各服用 1 次，每次 30 毫升。

白芍　養血斂陰，平抑肝陽

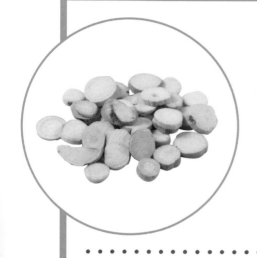

　　白芍是芍藥的根，具有養血柔肝、補血調經、斂陰止汗、緩急止痛等功效。根據藥理研究證明，其主要有效成分為芍藥，具有解痙、鎮痛、抗驚厥、降低血壓、擴張冠狀動脈、增加冠狀動脈血流量、改善微循環、抗血栓形成、解熱及消炎等多種作用。中醫認為，白芍不但可以止血、活血，而且有鎮痛、滋補、調經的效果。

白芍歸耆酒

　　補血養氣，對血虛氣弱造成的勞倦乏力、脾虛泄瀉、食慾不振、面色不華、精神萎靡、血虛羸弱、眩暈頭痛等有調理效果。

　口服

　每天 2 次

配方　白芍 12 克，當歸 20 克，黃耆 10 克，白朮 8 克，冰糖 20 克，白酒 600 毫升。

製法　將白芍、當歸、黃耆、白朮搗碎，裝入布袋，置於容器中，加入白酒，密封。每天振搖 1 次，浸泡 20 天後，揀去藥袋，加入冰糖，溶化後過濾即成。

用法　口服。每天 2 次，每次空腹溫服 20 毫升。

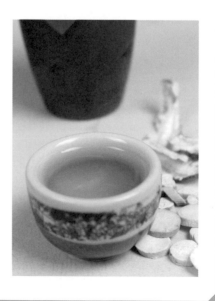

熟地黃　滋陰養血，補精益髓

味甘微溫質潤，入肝腎二經，既善補血滋陰，又能補精益髓。對血虛萎黃、面色蒼白、眩暈、心悸、月經不調、崩漏等有很好的調理效果。《本草綱目》記載地黃「填骨髓，長肌肉，生精血，補五臟內傷不足，通血脈，利耳目，黑鬚髮」。凡血虛、陰虛體質者均可服用。

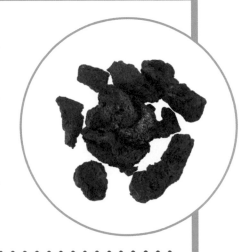

熟地養血安神酒

養血安神，可用於血虛所致的失眠健忘、心悸，以及鬚髮早白、頭暈目澀等。

 口服　　 每天 2 次

配方 熟地黃 50 克，枸杞、當歸、炒薏仁、製首烏各 25 克，桂圓肉 20 克，白酒 1,500 毫升。

製法 將以上藥材共研成粗末或切成薄片，裝入紗布袋中，紮口，置於容器內，加入白酒，密封浸泡。7 天後取出藥袋壓出汁，與藥酒混合，靜置過濾即可。

用法 口服。每天 2 次，每次溫服 15 ～ 20 毫升。

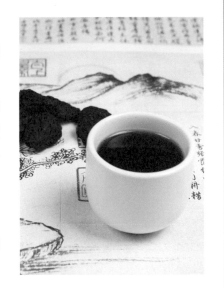

紅棗　補中益氣，養血安神，緩和藥性

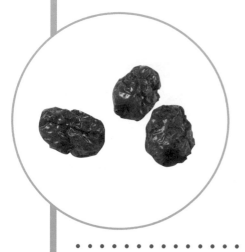

　　紅棗含有豐富的營養，尤其含有較多造血不可缺少的營養素——鐵和磷。因此，紅棗能養血。民間常用紅棗加紅糖煨熟，吃棗喝湯作為補血良方，這對產後貧血、營養不良性貧血，以及血虛氣弱、失眠多夢之人，最為適宜。歷代醫家亦稱紅棗為補血上品。凡血虛而兼氣弱之人，皆宜服食。

紅棗桂圓補血酒

　　補氣養血安神，特別適合血虛氣弱所致失眠多夢的人飲用。

口服　　每天 2 次

配方　黃酒（半甜型）1,000 毫升，紅棗 5 顆，桂圓 20 克，枸杞 10 克。

製法　將紅棗、枸杞用清水漂洗一下，控淨水分，桂圓剝殼。把材料放入瓶中，倒入黃酒裝滿瓶，蓋上蓋，每天搖晃一次，15 天後即可開啟飲用。

用法　口服。每天 2 次，每次飲用 20 ～ 30 毫升，略微溫熱後飲用效果最好。

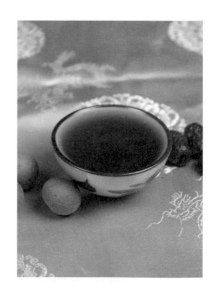

桂圓肉 　補心脾，益氣血

　　桂圓肉，即龍眼肉，有開胃益脾、養血安神、補虛長智等多種功效，具有良好的滋養補益作用，有「南國人參」之稱。《本草綱目》記載桂圓肉「開胃益脾，補虛長智」。

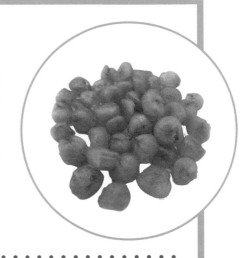

桂圓枸杞酒

　　補血益精、滋陰固腎、強身健體，適用於氣血虛弱所致體虛、失眠等症。

口服

每天 2 次

配方　桂圓肉 50 克，枸杞 25 克，當歸 15 克，菊花 15 克，黃酒 1,000 毫升。

製法　將當歸搗碎，與其他材料一同放入紗布袋中，封好口，放入黃酒中密封浸泡一個月後啟封。取出藥袋，過濾藥渣，酒液澄清後即可飲用。

用法　口服。每天 2 次，每次溫服 15 ～ 20 毫升。

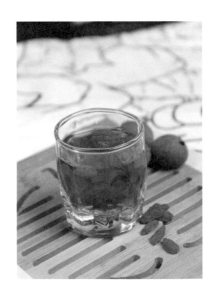

雞血藤　通筋活絡，補血養血

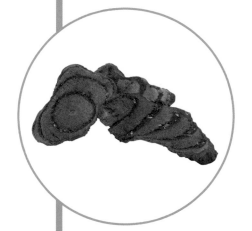

　　雞血藤有補血、活血、通絡、養血調經的功效。《本草綱目拾遺》記載雞血藤「活血，暖腰膝，已風癱」，是很好的補血活血藥，可用於月經不調、血虛萎黃、風濕痹痛。

補血調元酒

　　調補氣血、健脾補腎，可用於氣血虛弱所致的頭暈、心悸、健忘、深色疲倦、面色不華、氣短喘促、肢體麻木等。

口服

每天 2 次

配方　雞血藤 50 克，骨碎補 100 克，製首烏、黃耆各 30 克，女貞子、黨參、佛手各 15 克，白酒 2,000 毫升。

製法　將以上藥材共研為粗末或切成片，裝入紗布袋中，紮口，置於容器中，加入白酒，密閉浸泡 14 天後啟封。將藥袋取出壓出汁液與酒液合併，過濾後裝瓶備用。

用法　口服。每天 2 次，每次服用 10 ～ 20 毫升。

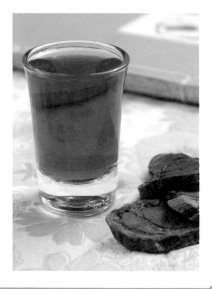

首烏　養血、益肝、補腎

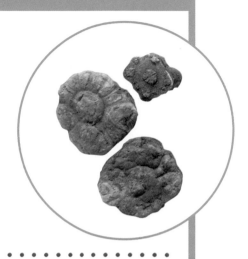

　　有補肝、益腎和養血作用。《本草綱目》記載首烏「養血益肝，固精益腎，健筋骨，烏髮，為滋補良藥。不寒不燥，功在地黃、麥門冬諸藥之上」。對血虛者頭暈目眩、面色萎黃、腰膝酸軟等，食之最宜。

首烏酒

　　補肝腎、益氣血、清濕毒、養血生髮。青壯年因血氣衰弱而致頭髮脫落者經常飲用效果明顯。

口服

每天早晚
各 1 次

配方　首烏 30 克，熟地黃 20 克，枸杞、麥門冬、當歸、黨參各 15 克，桂圓肉 15 克，黑棗 30 克，白酒 1,000 毫升。

製法　將以上藥材搗碎，置容器中，加入白酒，密封，浸泡 14 天後，過濾去渣即成。

用法　口服。每天早晚各服用 1 次，每次 15 毫升。

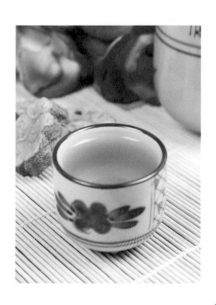

2 益氣藥酒──補氣益氣，可以「決生死，除百病」

　　《黃帝內經》上說：「人之所有者，血與氣耳。」認為氣血是形體、腑臟、經絡、九竅等一切組織器官進行生理活動的物質基礎。氣與血共同推動著身體內能量的轉化和新陳代謝。如果氣虛，氣不能按正常秩序運行，水穀的營養就無法運送到各個腑臟，造成營養不良。這種情況下，即使不斷進補，也只會造成垃圾的瘀積，進而導致各種疾病的發生。所以，補氣是養生的第一要點。

　　益氣中藥常見的有人參、黃耆、黨參、西洋參、太子參、甘草、山藥、靈芝、白朮等。用來泡藥酒一般多用人參、黃耆、黨參、靈芝。

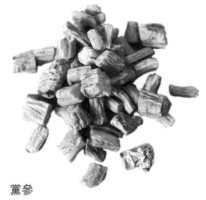

黨參

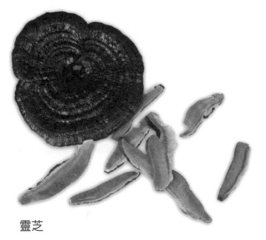

靈芝

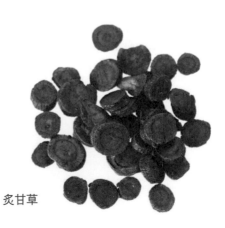

炙甘草

西洋參　補氣養陰，清火生津

西洋參又稱花旗參，性寒，味甘、微苦，入肺、脾經。有養陰清火、生津液、滋肺腎等功效。《本草從新》記載西洋參「補肺降火，生津液，除煩倦。虛而有火者相宜」。適用於氣虛、陰虛體質。肺虛咳嗽、內火虛升、肺結核初癒病人宜選西洋參。

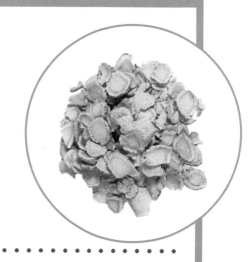

西洋參酒

益氣養陰、生津止渴，主治少氣口乾、疲乏無力、聲音嘶啞、肺虛久咳、咯血等症。

口服　　　每天 2 次

配方　西洋參 60 克，白酒 1,000 毫升。

製法　將西洋參切碎，置於容器中，加入白酒，密封。每天振搖 1 次，浸泡 14 天後即可取用。用至一半時再添加白酒至滿，直至味薄。

用法　口服。每天 2 次，每次服用 15 毫升。

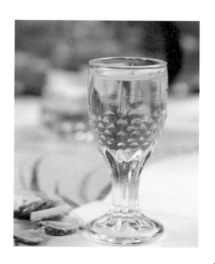

人參　補氣第一聖藥，補脾益肺，生津止渴

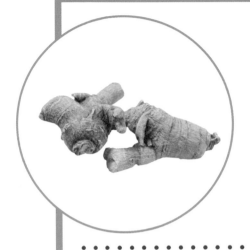

人參性平微溫，味甘微苦，被人們稱為「百草之王」，有「補氣第一聖藥」的美譽。特別是野生的老山參，因與人的形狀相似，且稀少而難得，所以便產生了不少關於人參的傳說，大多與長壽不老有關。《本草綱目》記載人參「能補元陽，生陰血，而瀉陰火。」史載乾隆皇帝經常含服人參，是中國歷史上最長壽的皇帝。

人參枸杞酒

大補氣血、養心安神，可用於治療勞傷虛損、陽痿、食少倦怠、驚悸健忘、頭痛頭暈、腰膝酸痛等症狀。

口服

每天早、晚
各 1 次

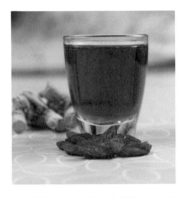

配方　人參 6 克，枸杞 100 克，熟地 30 克，冰糖 100 克，白酒 2,000 毫升。

製法　將人參、枸杞、熟地裝入布袋並用線紮緊袋口，放入盛裝白酒的容器中，密封保存。15 天後，用細紗布將浸泡後的酒過濾，除渣留下過濾後的酒液。將冰糖溶入適量水中，在火上加熱熔化至黃色，關火冷卻。將冷卻後的糖水加入到酒液中，攪勻，靜置。15 分鐘後，再用另外一塊細紗布過濾，將過濾後的酒收入容器即可。

用法　口服。每天早、晚各服用 1 次，每次 15 ～ 30 毫升。

黨參　補中益氣，健脾益肺，生津養血

黨參有補中益氣、生津養血、健脾益肺等功效。《本草正義》記載：「黨參力能補脾養胃、潤肺生津……健脾運而不燥，滋胃陰而不濕，潤肺而不犯寒涼，養血而不偏滋膩，鼓舞清陽，振動中氣，而無剛燥之弊。」

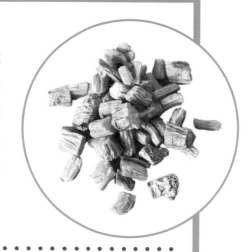

十全大補酒

氣血雙補、鼓舞陽氣，適用於氣血雙虛而偏於陽虛有寒的多種病症，如氣虛血弱所致的食慾減退、精神不振、全身乏力、頭暈目眩、心悸怔忡、婦女崩漏、瘡瘍久潰不收、膿水清稀等症的治療。

口服

每天早晚
各 1 次

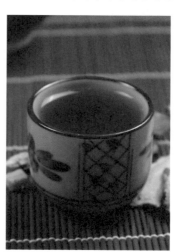

配方　黨參、白朮、茯苓各 10 克，炙甘草 5 克，黃耆 10 克，當歸、熟地各 15 克，白芍 10 克，川芎 5 克，肉桂 3 克，白酒 1,000 毫升。

製法　將以上藥材搗碎，裝入紗布袋，放入容器中，加入白酒，密封浸泡 7 天即可取用。

用法　口服。每天早晚各服用 1 次，每次 10 毫升。

黃耆　補氣昇陽，益衛固表

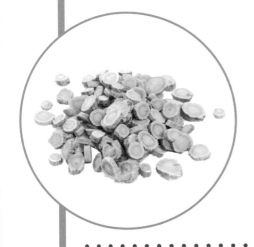

黃耆性微溫，味甘，素以「補氣諸藥之最」著稱，有補氣昇陽、益衛固表、利尿托毒、排膿、斂瘡生肌的養生功效。李時珍在《本草綱目》釋名：「耆，長也。黃耆色黃，為補藥之長，故名。」醫書上稱「黃耆補一身之氣」，非常適合氣虛體質的人食用。

黃耆補氣酒

健脾益氣、固表止汗，適用於脾胃虛弱、食少納呆、心悸氣短、四肢無力、體虛多汗、氣虛脫肛等症。

口服

每天早晚各1次

配方　黃耆120克，米酒1,000毫升。

製法　將黃耆加工研碎，置於乾淨的瓷瓶中。倒入米酒，加蓋封固，置於陰涼處。每天搖晃1～2次，浸泡7天後，靜置澄清即成。

用法　口服。每天早晚各服用1次，每次15～20毫升。

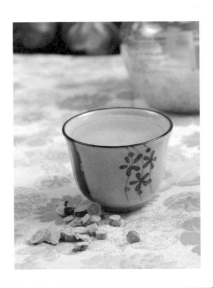

白朮　健脾益氣，燥濕利水

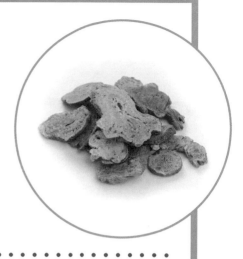

　　白朮具有健脾益氣、燥濕利水、止汗、安胎的功效。《本草綱目》記載白朮「止汗消痞，補胃和中」，「在氣主氣，在血主血」，很適合氣滯的人服用。

八珍酒

　　氣血雙補、健脾利濕，可用於食少乏力、易疲勞、面色少華、頭眩氣短、月經量少、色淡、腰膝酸軟等症。

口服　　　每天 3 次

配方　炒白朮、全當歸各 20 克，人參、川芎各 8 克，白茯苓、白芍各 15 克，炙甘草 12 克，五加皮 60 克，紅棗、生地黃、核桃肉各 30 克，糯米酒 5,000 毫升。

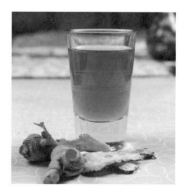

製法　將所有藥材切薄片裝入布袋，置於容器中，加糯米酒，密封，隔水小火加熱約 1 小時後取出。將容器埋入土中 5 天以去火毒，取出靜置 21 天後，過濾去渣即可服用。也可以將所有藥材切片，加入酒中，密封靜置浸泡 1 個月後服用。

用法　口服。每天 3 次，每次溫服 10 ～ 20 毫升。

靈芝　補氣養血，養心安神

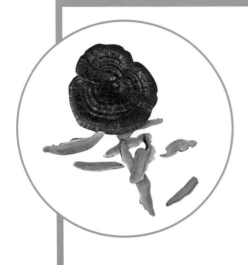

靈芝自古以來就被認為是吉祥、富貴、美好、長壽的象徵，有「仙草」、「瑞草」之稱，中醫長期以來一直將其視為滋補強壯、固本扶正的珍貴中草藥。《本草綱目》記載靈芝「療虛勞」。現代藥理學研究證實，靈芝對於增強人體免疫力，調節血糖，控制血壓，輔助腫瘤放化療，保肝護肝，促進睡眠等方面均具有顯著的療效。

靈芝酒

可延緩衰老、養氣安神，具有鎮靜安神的功效，對於神經衰弱和失眠患者是必備佳品，對氣血兩虛者療效更好。它還可美容養顏，清除色斑，使頭髮增加光澤。

口服　　　每天 2 次

配方 靈芝 50 克，米酒 500 毫升。
製法 將靈芝切薄片，浸於米酒中，7 天後即可服用。
用法 口服。每天服用 2 次，每次 15 毫升。

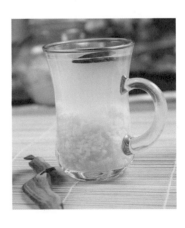

炙甘草　補脾和胃，益氣復脈

炙甘草為甘草的蜜烘製加工品，有補脾和胃、益氣復脈的功效。可用於脾胃虛弱、倦怠乏力、心動悸、脈結代（指脈跳動時有間歇，不連續）等症，還可解附子毒。《湯液本草》記述甘草「生用大瀉熱火，炙之則溫，能補上焦、中焦、下焦元氣」。

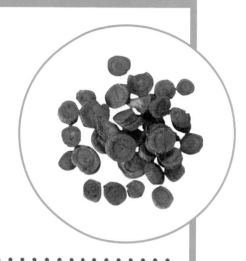

甘參酒

益氣滋陰、潤肺和中，可用於脾胃虛弱、倦怠乏力、心悸等症。

 口服　　 每天 2 次

配方　炙甘草 30 克，西洋參 20 克，黃耆 10 克，白酒 500 毫升。

製法　將炙甘草、西洋參、黃耆搗碎，裝入布袋，封口，置於容器中，加入白酒，密閉，置陰涼處。每天搖晃 1～2 次，浸泡 7 天即成。

用法　口服。每天服用 2 次，每次 10～20 毫升。

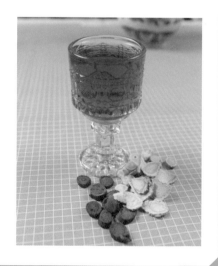

3 溫陽藥酒——補足陽氣，更有精氣神

人的陽氣歸五臟所主，其中腎為陽氣之本，所以補陽多是溫補腎陽。人如果陽虛，就會出現面色蒼白、四肢不溫、神疲乏力、腰膝酸軟、怕冷等症狀。女性一些常見的婦科病就是腎陽虛的表現。

溫陽常用的中藥有鹿茸、肉蓯蓉、巴戟天、淫羊藿、海馬、杜仲、乾薑、肉桂、菟絲子、補骨脂、益智仁、鎖陽、蛤蚧、冬蟲夏草等。

補骨脂　助腎補陽，納氣平喘，固精縮尿

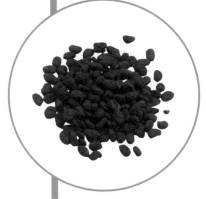

補骨脂性溫，味辛、苦，為溫脾暖腎要藥，有補腎助陽、納氣平喘、溫脾止瀉的功效。用於腎陽不足、下元虛冷、腰膝冷痛、陽痿、尿頻、遺尿、腎不納氣、虛喘不止、脾腎兩虛、大便久瀉、白癜風（白斑）、斑禿（圓形禿）、銀屑病（乾癬）等。《本草經疏》評價說：「補骨脂，能暖水臟；陰中生陽，壯火益土之要藥也。」

補骨脂酒

補益腎氣、壯骨強筋，適用於腎虛冷瀉、腰痛重墜、俯仰不利、陽痿、肢體麻木等症。

口服

每天早、晚各 1 次

配方　補骨脂 80 克，白酒 1,000 毫升。

製法　補骨脂洗淨，用鹽水拌勻，微潤，置於鍋中文火炒至微鼓起，取出晾乾。將晾乾的補骨脂置於容器中，倒入白酒，密封。不時搖晃，7 天後開封，可溶入少量白糖，過濾澄清即可。

用法　口服。每天早、晚各服用 1 次，每次 20 ～ 30 毫升。

鹿茸　補腎陽，益精血，強筋健骨

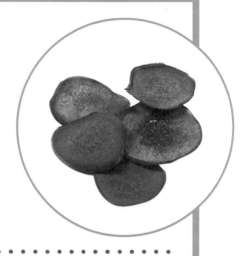

　　鹿茸能補腎壯陽，具有治療陽痿、慢性中耳炎等功效。中國歷代醫家均十分推崇鹿茸的補益作用，將其列為補陽第一藥。《本草綱目》記載鹿茸「性甘溫，為壯陽之品，能補元陽，治虛勞，填精血。」

鹿茸養陽酒

　　補腎壯陽、益氣潤肺，主治腰膝疲軟、心悸氣短、肺虛咳嗽、脾虛腹瀉等症。

口服

每天 2 ～ 3 次

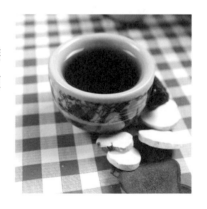

配方　鹿茸 10 克，淫羊藿 40 克，黃精 50 克，山藥 25 克，白酒 1,250 毫升，冰糖 100 克。

製法　鹿茸切片，加入 100 毫升白酒，密閉，攪拌，浸漬 45 日，過濾。淫羊藿、黃精、山藥搗碎，裝入布袋，置容器內，加入白酒 1,150 毫升，密閉，浸漬 28 天，每天攪拌 1 次。取出布袋，壓榨出液並澄清後與浸液合併。取冰糖 100 克，化為糖液，濾過後與淫羊藿等三味的藥液合併，密閉靜置 15 日以上，與鹿茸液合併，過濾即可。

用法　口服。每天服用 2 ～ 3 次，每次 10 ～ 15 毫升。

肉蓯蓉　補腎陽，潤腸通便

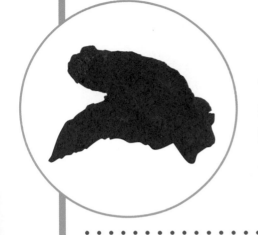

　　肉蓯蓉有補腎陽、益精血、潤腸通便的功效，是歷代補腎壯陽類處方中使用頻度最高的補益藥物之一。《本草匯言》記載：「肉蓯蓉，養命門，滋腎器，補精血之藥也。」

補腎生精酒

　　補腎益精、滋陰壯陽、抗老延年，適用於腎虛陽痿、精少不育、腰酸膝軟、四肢無力、耳鳴、眼花等症。

口服

每天 3 次

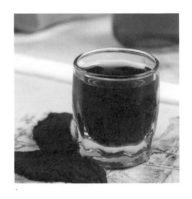

配方　肉蓯蓉 50 克，淫羊藿 125 克，鎖陽、巴戟天、黃耆、熟地各 62 克，棗皮、製附片、肉桂、當歸各 22 克，枸杞、桑葚子、菟絲子各 34 克，韭子、車前子各 16 克，甘草 25 克，白酒 2,500 毫升。

製法　將所有藥材切碎，裝入絹布袋，紮緊口，放入罈內，倒入白酒，加蓋密封，置陰涼處。7 ～ 15 天後開封，取去藥袋，過濾澄清即成。

用法　口服。每天服用 3 次，每次 25 ～ 50 毫升。

注意　感冒發熱、肝病、胃腸病患者不宜服用。

巴戟天　補腎陽，強筋骨

巴戟天有補腎陽、壯筋骨、祛風濕的功效。《神農本草經》記載其「主大風邪氣，陰痿不起，強筋骨，安五臟，補中增志益氣」。適用於腎虛兼風濕痺症、腰膝疼痛、筋骨痿軟無力。可治陽痿、小腹冷痛、小便不禁、子宮虛冷、風寒濕痺、腰膝酸痛等症。

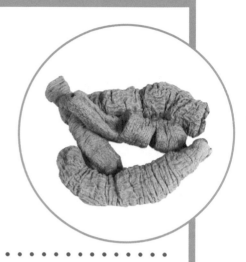

巴戟天熟地酒

溫陽補腎、散寒除濕，可用於腎陽久虛、陽痿早洩、腰膝酸軟等症。

 口服　　 每天 2 次

配方　巴戟天 60 克，熟地黃 45 克，枸杞 30 克，製附子 20 克，甘菊花 60 克，蜀椒 30 克，白酒 2,000 毫升。

製法　將所有藥材一起搗為粗末，放入乾淨的容器中，倒入白酒浸泡，密封，5 天後開取，過濾去渣即可。

用法　口服。每天 2 次，每次溫熱空腹服用 10 ～ 20 毫升。

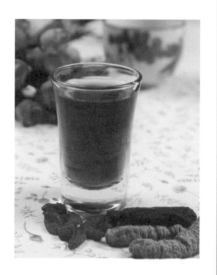

山茱萸　補益肝腎，澀精固脫

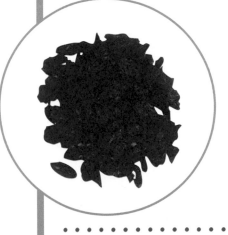

　　山茱萸又稱山萸肉、萸肉，是常用名貴中藥材，應用歷史悠久，始載於東漢《神農本草經》。它以補力平和、壯陽而不助火，滋陰而不膩膈，收斂而不留邪等特殊功效被歷代醫學所喜用。張仲景以山茱萸為君，創製了「金匱腎氣丸」。

山萸蓯蓉酒

　　滋補肝腎，適用於肝腎虧損、頭昏耳鳴、耳聾、怔忡健忘、腰腳軟弱、肢體不溫等症。

口服　　每天早、晚
　　　　各 1 次

配方 肉蓯蓉 60 克，山茱萸 25 克，五味子 35 克，炒杜仲 40 克，川牛膝、菟絲子、白伏苓、澤瀉、熟地、巴戟天、遠志各 30 克，白酒 5,000 毫升。

製法 將所有藥材搗碎，用絹袋或細紗布盛之，放入淨瓷罈或瓦罐內，倒入白酒浸泡，封口。春夏 5 天，秋冬 7 天，即可開封，取去藥袋，過濾澄清即成。

用法 口服。每天早、晚各服用 1 次，每次空腹溫飲 10 ～ 15 毫升。

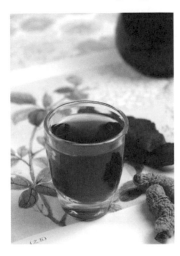

菟絲子　補腎益精，養肝明目

菟絲子可補腎益精、養肝明目。適用於肝腎不足導致的腰膝筋骨酸痛、腿腳軟弱無力、陽痿遺精、囈語、小便頻數、尿有餘瀝、頭暈眼花、視物不清、耳鳴耳聾以及婦女帶下、習慣性流產等症。《本草綱目》記載菟絲子「主莖中寒，精自出，溺有餘瀝」。

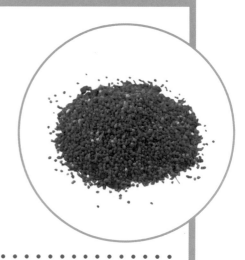

菟絲子五味酒

滋補肝腎、安神明目，適用於中老年人肝腎不足導致的腰痛、眩暈、失眠、遺精等症。

口服　每天
　　　2～3次

配方 菟絲子、五味子各 30 克，白酒 750 毫升。

製法 將菟絲子、五味子加入白酒中，密封浸泡 7～10 天後服用。

用法 口服。每天服用 2～3 次，每次 10～20 毫升。

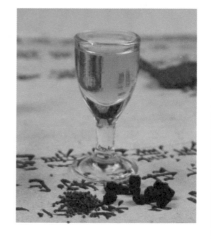

淫羊藿　溫腎壯陽，強筋骨，祛風濕

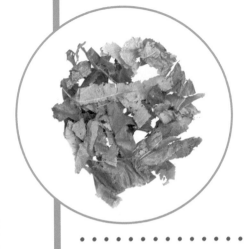

淫羊藿也叫仙靈脾，中醫學認為其有補腎壯陽、強筋骨、祛風除濕的功效。《本草綱目》記載：「淫羊藿，性溫不寒，能益精氣，真陽不足者宜之。」《本草正義》記載：「淫羊藿，稟性辛溫，專壯腎陽，故主陰痿，曰絕傷者，即陽事之絕傷也。」

仙靈二子酒

淫羊藿補腎壯陽，興奮腎機能而治陽痿，補肝腎壯筋骨；菟絲子補肝腎、益精血、強腰膝、固下元；枸杞補腎益精、養肝明目。三藥製酒，有溫補腎陽、滋陰填精之功，特別對早期腎虛陽痿患者有較好的效果。

口服

每天早晚
各 1 次

配方　淫羊藿（切碎）、菟絲子、枸杞各 30 克，白酒 1,000 毫升。

製法　將所有藥材用白酒浸泡 7 天，濾渣後服用。

用法　口服。每天早晚各服用 1 次，每次 20 ～ 30 毫升。

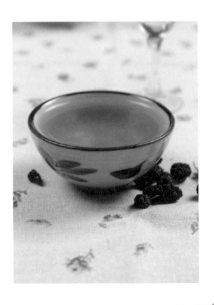

4 養陰藥酒——平衡陰陽，不易得病

　　陰虛多因血虛，「陰虛生內熱」，所以陰虛的人常表現為五心煩熱、口乾咽燥、神煩氣粗、尿黃便乾等，且體質虛衰，心悸氣短，頭暈眼花，精神狀態差；女性陰虛則往往月經不調，面色無華，黑色素沉著，黃褐斑、蝴蝶斑滋生，更年期症狀困擾不斷。

　　滋陰常用的中藥有枸杞、百合、黃精、麥門冬、天門冬、女貞子、桑葚、石斛、銀耳、沙參、玉竹、龜甲等。

麥門冬　潤肺養陰，益胃生津

　　麥門冬可清心除煩，治口乾燥渴、咽喉腫痛、冠心病。《本草匯言》記載：「麥門冬，清心潤肺之藥也。主心氣不足，驚悸怔忡，健忘恍惚，精神失守；或肺熱肺燥……。」麥門冬對部分糖尿病人還具有降低血糖、提高人體免疫力的作用。

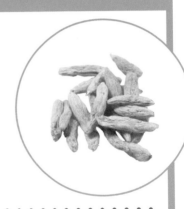

麥門冬酒

　　麥門冬乘酒之勢，養陰潤肺、疏筋活血之功更強。常飲有降血糖、澤膚延年的作用。

口服

每天早、晚各1次

配方　麥門冬 30 克，白酒 500 毫升。
製法　將麥門冬洗淨切片，放入容器內，加入白酒，密封，浸泡 1 個月即可飲用。
用法　口服。每天早、晚各服用 1 次，每次 20 ～ 30 毫升。

女貞子　補肝滋腎，清熱明目

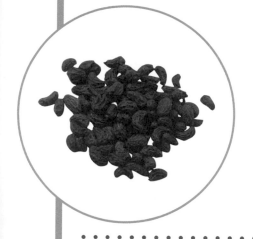

女貞子又名女貞實、冬青子，有滋補肝腎、益陰養血、烏鬚明目之功。《本草綱目》記載女貞子「強陰，健腰膝，變白髮，明目」。可用於肝腎陰虛、腰酸耳鳴、鬚髮早白、眼目昏暗、陰虛發熱等症。其特點在於藥性較平和，作用緩慢，久服始能見效。

二至益元酒

滋養肝腎、益血培元，用於肝腎陰虛、腰膝酸痛、眩暈、失眠、鬚髮早白，以及神經衰弱、血脂過高等症。

 口服　　 每天 2 次

配方　女貞子、旱蓮草各 30 克，熟地黃、桑葚子各 20 克，白酒 500 毫升，黃酒 1,000 毫升。

製法　將所有藥材研為粗末，裝入紗布袋，紮口，置於容器中，加入白酒、黃酒混合後密封浸泡。7 天後取出藥袋，壓榨取液，將搾取液和藥酒混合，靜置，過濾即得。

用法　口服。每天服用 2 次，每次 20 毫升。

注意　脾胃虛寒、大便溏薄者慎用。

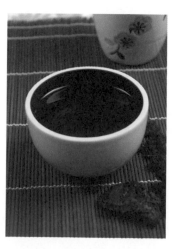

枸杞 滋補肝腎，明目，潤肺

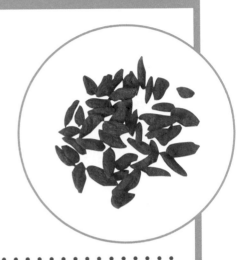

　　枸杞是家喻戶曉的藥食兩宜的中藥材，有滋補肝腎、明目、潤肺的功效。中國古代醫學家很早就發現它的藥用價值，從漢代起就應用於臨床，並當作延年益壽的佳品。《食療本草》記載枸杞「堅筋耐老，補益筋骨，能益人」。枸杞裡面不含任何毒素，可以長期食用。

長生酒

　　枸杞、山茱萸、熟地黃、淮牛膝、五加皮補腎養肝、益精血；地骨皮、生地黃滋腎陰，清虛熱；遠志、茯神、石菖蒲安心神、益智。諸藥製酒，有補腎養肝、益精血、安心神之效，適用於腰膝酸軟無力、筋骨不舒、心神不安、健忘患者服用。一般陰虛體弱者經常服飲，也可達到養神益壽之功。

口服

每天 2 次

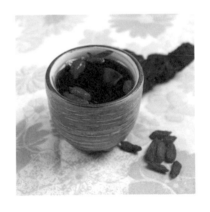

配方 枸杞、熟地黃、山茱萸各 30 克，生地黃、石菖蒲、遠志、茯神、五加皮、淮牛膝、地骨皮各 20 克，白酒 3,000 毫升。

製法 將所有藥材搗為粗末，用絹袋盛之，置於容器中，倒入白酒浸泡加蓋密封。14 天後開啟，去掉藥袋，過濾去渣即可。

用法 口服。每天服用 2 次，每次 10 ～ 20 毫升。

黃精　補肝滋腎，氣陰雙補

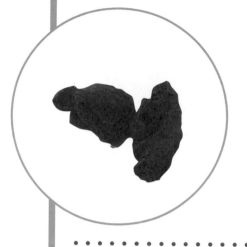

黃精具有補氣養陰、健脾、潤肺、益腎的功效。《日華子本草》記載黃精「蒸曝久服，能補中益氣、除風濕、安臟腑、補勞傷、助筋骨、益脾胃、潤心肺」。用於治療脾胃虛弱、體倦乏力、口乾食少、肺虛燥咳、精血不足、內熱消渴等症。對於糖尿病很有療效。

黃精酒

補氣養陰、益脾祛濕、潤血燥、烏鬚髮、延年益壽。主治體倦乏力、飲食減少、頭暈目眩、面肢浮腫、鬚髮枯燥變白、肌膚乾燥易癢、心煩少眠等症。

口服

每天早晚
各 1 次

配方　黃精、蒼朮各 50 克，側柏葉、天門冬各 60 克，枸杞 40 克，白酒 1,000 毫升。

製法　將所有藥材搗碎，裝入紗布袋中，置於容器內，加入白酒浸泡，每天搖動 2 次，14 天後即可開啟飲用。

用法　口服。每天早晚各服用 1 次，每次 10 ～ 25 毫升。

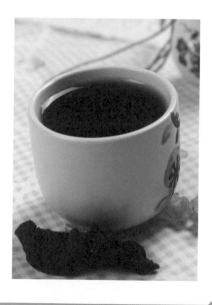

桑葚　滋補陰血，生津潤腸

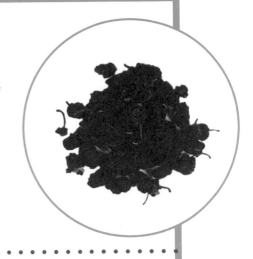

桑葚有補血滋陰、生津止渴、潤腸燥等功效。主治陰血不足而致的頭暈目眩、耳鳴心悸、煩躁失眠、腰膝酸軟、鬚髮早白、消渴口乾、大便乾結等症。

二至桑葚酒

補肝腎、滋陰血，用於肝腎陰虛、頭暈目眩、耳鳴眼花、腰膝酸軟、脫髮、遺精、失眠多夢、婦女月經過多等症。

 口服

 每天 1～2 次

配方 女貞子、旱蓮草、桑葚各 100 克，白酒 2,000 毫升。

製法 將旱蓮草切碎，同女貞子、桑葚用紗布袋盛裝，紮口，置於乾淨容器中，加白酒浸泡，密封。7 天後開啟，去藥渣，過濾取液即可。

用法 口服，每天 1～2 次，每次空腹服用 20～30 毫升。

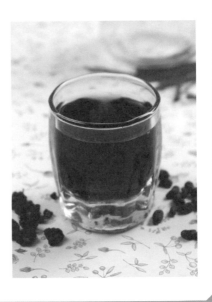

沙參　清肺養陰，潤肺生津

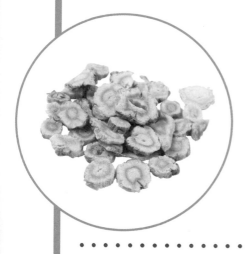

沙參能清熱養陰、潤肺止咳，有補陰生津、補肺益脾等作用，常用於治療各種熱病。《本草綱目》記載其「專補肺氣，因而益脾與腎」。沙參分南、北兩種。南沙參粗大，質較疏鬆，功效較差，專長於入「肺」，偏於清肺去痰止咳；北沙參形細長，質堅疏密，功效較佳，專長於入「胃」，偏於養陰生津止渴。

沙參酒

養陰補腎，適用於陰虛火炎、口苦煩渴、腰膝酸軟、陽痿不舉、遺精等症。

 口服　 每天 2 次

配方　北沙參、枸杞各 20 克，冰糖 15 克，白酒 500 毫升。

製法　將北沙參潤透、切片，枸杞洗淨，冰糖打成屑，同放入容器內，注入白酒，密封，浸泡 10 天即可飲用。

用法　口服。每天服用 2 次，每次 10 ～ 15 毫升。

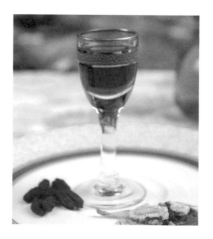

石斛　養胃生津，滋陰清熱

石斛性涼微寒，味甘淡，有養胃生津、滋陰清熱、補腎益精、強壯筋骨的功效。《本草綱目》記載石斛「補五臟虛勞羸瘦，強陰益精，定志除驚，曰食補之湯」。用於陰傷津虧、口乾煩渴、食少乾嘔、病後虛熱、目暗不明等症。

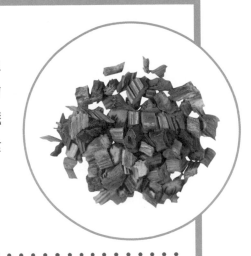

石斛酒

補虛勞、益氣力、利關節、堅筋骨，主治虛勞、腰腳痹弱及頭面遊風等。

 口服　 每天 2 次

配方 石斛 30 克，黃耆、丹參、杜仲、淮牛膝、人參、五味子、白茯苓、山萊萸、淮山藥、萆薢、防風、生薑各 15 克，枸杞、天門冬、細辛、薏仁各 20 克，白酒 2,000 毫升。

製法 將所有藥材研成細末，裝入布袋，置於容器中，加入白酒，密封，浸泡 7 天後，過濾去渣即成。

用法 口服。每天服用 2 次，每次 10～20 毫升。

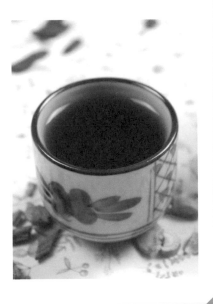

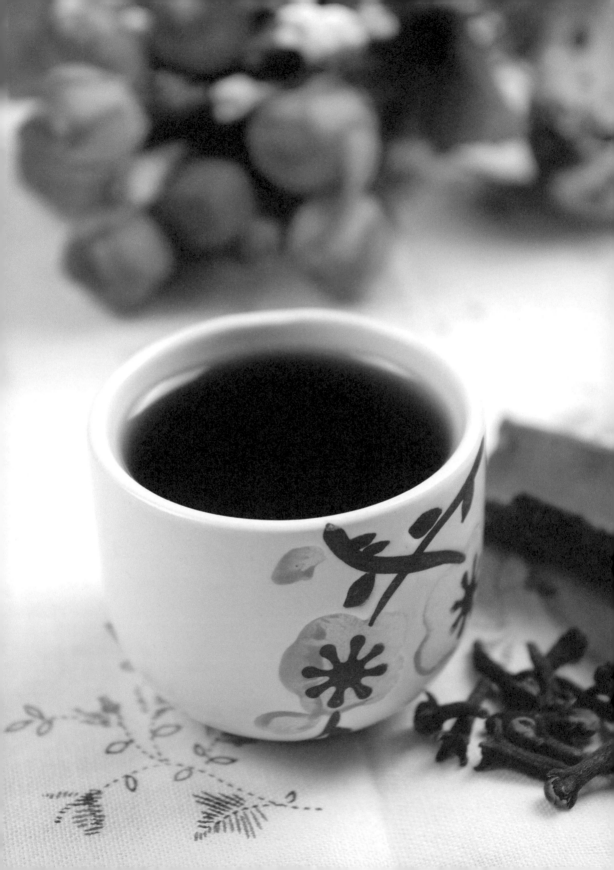

中篇

對症藥酒，慢性疾病一掃光

甄選古今藥酒名方，
小病不需用重藥，
慢病更要細調養。
這時候，每天喝一點藥酒，
無疑是最好的選擇。
對症的，就是最好的。

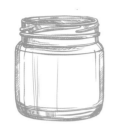

第三章
慢病快治，
慢性病的預防治療

1 糖尿病

　　糖尿病以空腹血糖升高、多飲、多食、多尿、消瘦、疲乏為主要症狀。中醫稱糖尿病為「消渴」，認為陰虛是糖尿病發生的實質，脾虛是糖尿病不癒的根本，血瘀是糖尿病併發症產生的關鍵。

　　中藥可以把養陰、健脾、益氣、活血巧妙地組合在一起，使糖尿病從根本上得到有效的治療，讓血糖穩定在正常範圍。對症藥酒主要以滋陰潤燥為主，可用的中藥有生地黃、玄參、麥門冬、黃精、枸杞等，也可適當選用菟絲子、桑葚等以發揮補腎、固精、縮尿的作用。

菟絲子酒

　　補腎壯陽、固精縮尿，主治容顏憔悴、眼目昏盲、腰膝酸痛、遺精、消渴、尿有餘瀝。

口服

每天 2 次

配方　菟絲子 45 克，白酒 600 毫升。

製法　將菟絲子搗碎，置於容器中，添加白酒，每天振搖 1 ～ 2 次，密封浸泡 7 天，去渣留液即可。

用法　口服，每天 2 次，每次 30 毫升。

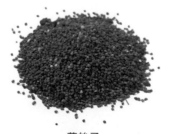
菟絲子

二地菊花酒

滋陰補血、清熱明目、延年益壽，主治消渴、身體虛弱、視物不明等。

  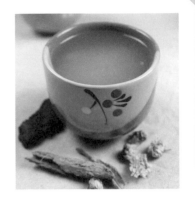

口服　　每天 2 次

配方 地骨皮、生地黃、甘菊花各 50 克，糯米 1,500 克，酒麴適量。

製法 將藥材加水煎煮，取濃汁；酒麴壓成細末。糯米浸泡，瀝乾，蒸熟，等待至冷卻，加入藥汁、酒麴末拌勻，置於容器中，密封保溫，發酵釀酒，2 天後去渣即成。

用法 口服。每天 2 次，每次 15 ～ 25 毫升。

注意 畏寒肢冷、下利水腫者忌服。

耆地二參酒

益氣養陰，主治氣陰兩虛型糖尿病，以及神疲乏力、咽乾口渴等症。

  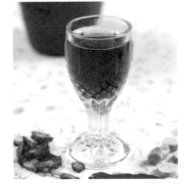

口服　　每天 3 次

配方 黃耆、生地黃、玄參、丹參各 30 克，葛根、蒼朮各 15 克，天花粉、山茱萸各 20 克，低度白酒 1,000 毫升。

製法 將所有藥材搗碎，置於容器中，添加白酒，每天振搖 1 ～ 2 次，密封浸泡 7 天，去渣留液即可。

用法 口服。每天 3 次，每次 15 ～ 30 毫升。

三仙酒

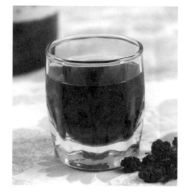

　　桑葚補肝腎、滋陰液；鎖陽補腎、滋陰潤燥；蜂蜜滋陰潤燥、清熱，並能調味及緩解藥中熱性。諸藥製酒，可補腎養肝、益精血潤燥，適合老年人肝腎陰虛所導致津液虧損、腰酸眩暈體倦、腸燥便祕者服用。無病者常服，也有益壽延年的功效。

口服　　　每天早晚各 1 次

配方　桑葚 60 克，鎖陽 30 克，蜂蜜（煉過）60 克，白酒 1,000 毫升。

製法　將桑葚、鎖陽分別搗碎，兩藥共倒入容器中，加白酒浸泡，密封。經 7 天後開封，過濾去渣。加入蜂蜜拌勻即可。

用法　口服。每天早晚各 1 次，每次空腹飲用 10 ～ 20 毫升。

2 高血壓

　　高血壓病是指在靜息狀態下動脈收縮壓 ≥ 140 毫米汞柱和（或）舒張壓增高 ≥ 90 毫米汞柱，常伴有脂肪和糖代謝紊亂以及心、腦、腎和視網膜等器官功能性或器質性改變。

　　中醫認為高血壓多由風火痰虛引起陰陽失衡所導致，治療上當以調和陰陽為主，平肝潛陽、補益肝腎、益氣養血、祛痰化濁。製備藥酒常用中藥有黃耆、菊花、枸杞、地龍、桑寄生、杜仲、決明子、嫩竹等。此外，大蒜也是防治高血壓的良藥，用來製作藥酒效果也不錯。

延年不老菊花酒

散熱清風、平肝明目、調利血脈、延年不老，適用於眼昏目花、視物不清、頭痛眩暈、目赤腫痛等症。

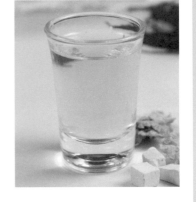

口服　　　每天 3 次

配方　白菊花 100 克，白茯苓 50 克，白酒 1,000 毫升。

製法　將白菊花、白茯苓搗碎，裝入紗布袋中，置於容器內，加入白酒浸泡，封蓋，經 24 天後開啟即可。

用法　口服。每天 3 次，每次 15 ～ 30 毫升。

. . . .

杜仲酒

補益肝腎、強壯腰膝，主治高血壓、肝腎陰虛、腰膝酸痛、頭暈目眩等症。

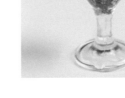

口服　　　每天 2 ～ 3 次

配方　杜仲 30 克，白酒 500 毫升。

製法　將杜仲置於容器中，添加白酒，每天振搖 1 ～ 2 次，密封浸泡 7 天，去渣留液即可。

用法　口服。每天 2 ～ 3 次，每次 10 ～ 20 毫升。

注意　外感發熱、牙齦腫痛、目赤尿黃者忌服。

嫩竹酒

　　清熱利竅，主治原發性高血壓、便祕、痔瘡等症。

口服　　每天 2 次

配方　嫩竹 100 克，白酒 1,000 毫升。

製法　將嫩竹研至粗碎，置於容器中，添加白酒，每天振搖 1 ～ 2 次，密封浸泡 12 天，去渣留液即可。

用法　口服。每天 2 次，每次 15 ～ 20 毫升。

大蒜酒

　　蒜中含有獨特味道的物質稱為「蒜素」，此物質與體內的維生素 B1 結合後，可參與體內的新陳代謝，對血管系統有良好的保健作用。此酒還可防病健體，抗菌健胃，可用來消除疲勞，預防感冒腹瀉，抗菌，軟化血管，治療失眠、炎夏精神不振等。

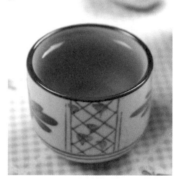

口服　　每天 1 ～ 2 次

配方　大蒜頭 400 克，白砂糖 250 克，白酒 2,000 毫升。

製法　將大蒜頭剝去外皮和薄膜，洗淨，瀝乾水分，拍裂，顆粒大者可切 2 ～ 3 片。再將剝去皮的大蒜頭裝入容器中，倒進白酒和白砂糖，加蓋密封，放置於陰涼處。經過 2 ～ 3 個月即成，飲用時取上面的清酒液服用。

用法　口服。每天 1 ～ 2 次，每次 10 ～ 20 毫升。

地龍酒

　　清熱平肝、通絡降壓，主治原發性高血壓。

口服　　　每天 3 次

配方　地龍 20 克，白酒 500 毫升。

製法　將地龍搗碎，置於容器中，添加白酒，每天振搖 1 ～ 2 次，密封浸泡 7 天，去渣留液即可。

用法　口服。每天 3 次，每次 10 ～ 15 毫升。

3 高脂血症

　　高脂血症會加速全身動脈粥樣硬化，因為全身的重要器官都要依靠動脈供血、供氧，一旦動脈被粥樣斑塊堵塞，就會導致嚴重後果，如腦中風、冠心病、心肌梗塞、心臟猝死等。除了積極配合進行藥物治療，飲食調養也十分重要。

　　中醫認為，油脂雖為人體的營養物質，但過多則容易導致高脂血症。凡導致人體攝入過多油脂，以及油脂轉輸、利用、排泄失常的因素均可使血脂升高。治療當以健脾益胃、補腎養血、活血消脂為主。製備藥酒常用中藥有首烏、山楂、決明子、桑寄生等，香菇有健脾益胃、活血消脂的功效，也可用來泡酒飲用。

首烏酒

　　補腎養血，適用於心血不足、腎虛遺精、鬚髮早白、血脂血糖過高等症狀，也適用於腰膝酸痛、血虛頭暈者。

口服　　　　每天 2 次

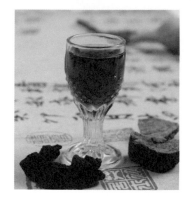

配方　首烏 30 克，金櫻子、黃精各 20 克，黑豆 40 克，白酒 1,500 毫升。

製法　把首烏、金櫻子、黃精搗碎，倒入容器中，加入白酒，密封。每天搖晃 1 ～ 2 次，浸泡 14 天後去渣取液服用。

用法　口服。每天 2 次，每次 20 毫升。如果嫌酒味苦澀，可加入一些冰糖。

注意　少數人服用首烏可能會出現肝損傷、皮膚過敏、眼部色素沉積、腹痛、泄瀉等症狀。出現這些症狀時，應立即停用。

● ●

香菇檸檬酒

　　健脾益胃，主治高脂血症、高血壓。

口服　　　每天早晚
　　　　　各 1 次

配方　香菇 25 克，檸檬 1 顆，白酒 500 毫升，蜂蜜 80 克。

製法　將香菇、檸檬洗淨，晾乾切片，置於容器中，加入白酒密封。浸泡 7 天後去檸檬，繼續浸泡 7 天，加入蜂蜜，混勻即得。

用法　口服。每天早晚各 1 次，每次 20 毫升。

香菇山楂酒

健脾益胃、活血消脂，主治高脂血症。

  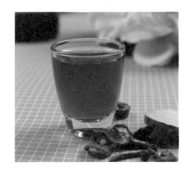

口服　　每天早晚各 1 次

配方　澤瀉、山楂、丹參、香菇各 30 克，蜂蜜 150 克，白酒 750 毫升。

製法　將澤瀉、山楂、丹參、香菇切片，置於容器中，添加白酒，每天振搖 1 ～ 2 次，密封浸泡 14 天，去渣留液，加入蜂蜜溶解即可。

用法　口服。每天早晚各 1 次，每次 20 ～ 30 毫升。

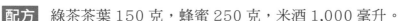

消脂酒

降壓降脂、強心利尿，主治高脂血症、高血壓。

口服　　每天 3 次

配方　綠茶茶葉 150 克，蜂蜜 250 克，米酒 1,000 毫升。

製法　將綠茶茶葉搗碎，置於容器中，添加米酒與蜂蜜，每天振搖 2 ～ 3 次，密封浸泡 15 天，去茶渣即可。

用法　口服。每天 3 次，每次飯後服用 10 ～ 20 毫升。

4 冠心病

　　冠心病又稱冠狀動脈粥樣硬化性心臟病,是由於脂質代謝不正常,血液中的脂質沉著而引發的動脈粥樣硬化病變,造成動脈腔狹窄,使血流受阻,導致心臟缺血,產生心絞痛。冠心病患者多有高膽固醇血症、高血壓及大量吸菸習慣,也常併發糖尿病與肥胖,發病特徵主要表現為陣發性心前區疼痛,胸悶、心悸等。

　　中醫認為冠心病主要是因為腑臟虛損、氣滯血瘀、痰濁內生、心脈痺阻所導致,治療當以補虛祛邪為主。製備對症藥酒可選用具有益氣養陰、化痰祛濕、溫腎活血、理氣、清心養心作用的藥材,常用的有山楂、三七、丹參、葛根、瓜蔞、太子參、大蒜、延胡索等。

冠心酒

　　活血化瘀、開胸散結,還可清熱除煩、除痺止痛,可輔助治療並預防冠心病、心絞痛。

口服

每天 2 次或
每晚臨睡前服用

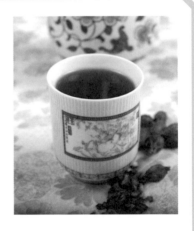

配方　梔子、三七粉各 10 克,丹參 15 克,瓜蔞、薤白、豆豉各 30 克,冰糖 200 克,白酒 1,500 毫升。

製法　將梔子、三七粉、丹參、瓜蔞、薤白、豆豉切片或搗碎,置於容器中,加入白酒和冰糖,密封,浸泡 7 天後,過濾去渣即得。

用法　口服。如用來輔助治療冠心病,每天 2 次,每次 10 ～ 30 毫升;如用來預防冠心病,可在每晚臨睡前服用 10 ～ 30 毫升。

靈芝丹參酒

益精神、治虛弱、活血止痛，主治冠心病、神經衰弱等症。

口服

每天早晚
各 1 次

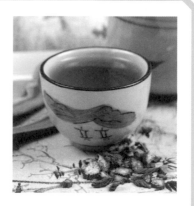

配方　靈芝 30 克，丹參、三七各 5 克，白酒 500 毫升。

製法　將靈芝、丹參、三七切碎，置於容器中，加入白酒，密封。每天振搖數下，浸泡 15 天後，過濾去渣即成。

用法　口服。每天早晚各 1 次，每次 20 ～ 30 毫升。

• •

瓜葛紅花酒

化痰驅瘀、通絡定痛，主治痰瘀閉阻型冠心病及胸悶心痛、身重睏倦等症。

塗抹

每天 1 次

配方　瓜蔞皮、葛根各 25 克，玄胡、桃仁各 20 克，紅花、檀香各 15 克，丹參 30 克，高粱酒 1,500 毫升。

製法　將所有藥材揀淨裝入容器內，加入高粱酒，泡 1 個月後，即可服用。

用法　口服、塗抹。每天晚上服用 10 毫升，同時用此酒擦膻中穴（位於人體兩乳頭連線的中點處）1 次，連用 7 ～ 10 天。

注意　桃仁有小毒，本酒不可久服。

雙參山楂酒

　　益氣活血，可治療心悸心慌、胸悶氣短，以及氣虛血瘀型冠心病、心絞痛，也可用於高脂血症。

口服

每天晚上 1 次

配方 人參 6 克（或黨參 15 克），丹參、山楂各 30 克，白酒 750 毫升。

製法 將人參（或黨參）、丹參、山楂切片，置於容器中，加入白酒浸泡，每天振搖 2 次，密閉浸泡 30 天即成。

用法 口服。每天晚上 1 次，每次 10 毫升。

注意 服用期間忌食生蔥、大蒜、蘿蔔、萊菔子、藜蘆。

5 中風後遺症

　　中風後遺症又稱腦卒中，是指中風（即腦血管意外）經治療後遺留下來的口眼歪斜、語言不利、半身不遂等症狀的總稱。

　　中風後遺症常因本體先虛、陰陽失去平衡、氣血逆亂、痰瘀阻滯、肢體失養所導致。痰瘀為本病的主要病理因素，痰瘀阻滯脈絡而致肢體不能隨意運動，久則患肢枯瘦，麻木不仁。治療當以滋補肝腎、益氣養血為主，氣血周流旺盛，有助於通絡活血化瘀之力。

　　製備對症藥酒可選用具有祛風化痰、化瘀開竅作用的藥材，常用有防風、天麻、葛根、石菖蒲、黃耆、地黃、丹參、牛膝、獨活、羌活、桂枝、黑豆等。

黑豆桂枝酒

活血化瘀、利濕除痺、溫經通絡，
主治中風半身不遂。

  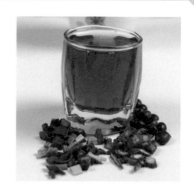

口服　　　每天 3 次

配方 黑豆 250 克，黃酒 1,000 毫升，丹參、桂枝、製川烏各
50 克。

製法 將黑豆用小火炒熱，趁熱加入黃酒中，製成豆淋酒。將丹參、
桂枝、製川烏搗碎，置於容器中，添加豆淋酒，密封，用灰火煨熱，
至酒減半，去渣留液即可。

用法 口服。每天 3 次，每次溫熱服用 10 ～ 20 毫升。

注意 川烏有大毒，須使用炮製過的。本酒不宜多服、久服，孕婦
忌服。

複方松節酒

扶正祛邪、活血通絡，主治半身不遂、
日夜骨痛等。

口服　　　每天 3 次

配方 生地黃、熟地黃、枸杞、木通、川牛膝、川芎、薏仁、當歸各
30克，金銀花、松節各60克，五加皮、蒼朮各15克，川烏、草烏、甘草、
黃柏各 8 克，白酒 5,000 毫升。

製法 將所有藥材搗碎，裝入布袋，置於容器中，加入白酒，密封
浸泡 14 天後，過濾去渣即成。

用法 口服。每天 3 次，每次 30 毫升。

威靈蒼朮酒

　　祛風除濕、活絡通經，主治腦中風後遺症、半身不遂。

口服溫飲

每天 2 次

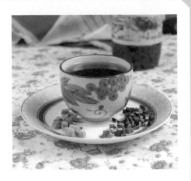

配方　威靈仙、蒼朮、川牛膝、桂枝、川木通各 60 克，黃酒 3,000 毫升。

製法　將所有藥材搗碎，置於容器中，添加黃酒，每天振搖 1 ～ 2 次，密封浸泡 7 天，去渣留液即可。

用法　口服溫飲。每天 2 次，每次 10 ～ 15 毫升。

・・

當歸細辛酒

　　疏風散寒、活血止痛，主治風濕痹痛，以及腦中風所導致半身不遂、肢體強硬等。

口服

每天 1 ～ 2 次

配方　當歸、細辛、防風各 15 克，製附子 5 克，麻黃 10 克，獨活 30 克，白酒 1,000 毫升。

製法　將所有藥材搗碎，置於容器中，加入白酒，小火煮取 600 毫升，過濾裝瓶即可。

用法　口服。每天 1 ～ 2 次，每次 15 毫升。

注意　附子有毒，需使用炮製過的；而細辛有小毒。本酒不適合多飲、常飲。

活血通絡酒

　　益腎補肝健脾、養血活血通絡、祛風除濕散寒，適用於中風後遺症之半身不遂、肢體軟弱無力、眩暈耳鳴、手足拘攣，也可用於風寒濕痹症。

口服

每天 2 次

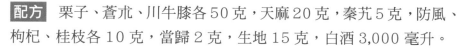

配方　栗子、蒼朮、川牛膝各 50 克，天麻 20 克，秦艽 5 克，防風、枸杞、桂枝各 10 克，當歸 2 克，生地 15 克，白酒 3,000 毫升。

製法　將栗子炒熟去殼備用，將其他藥材研碎，與栗子肉一同浸入白酒中，10 天後即可飲用。

用法　口服。每天 2 次，每次 10 ～ 20 毫升。

黑豆丹參酒

　　活血祛瘀、利濕除痹，適用於中風手足痹痛、活動不利。

口服

每天 4 次

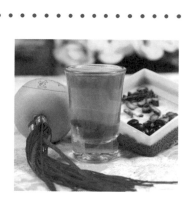

配方　黑豆 125 克，丹參 75 克，黃酒 2,000 毫升。

製法　將黑豆、丹參搗碎，同黃酒一起放入瓶中密封，用灰火煨熟，約至酒減半，過濾去渣取汁即可。

用法　口服。每天 4 次，每次 10 ～ 20 毫升。

獨活牛膝酒

溫經活血、除濕止痛，主治中風半身不遂、骨節疼痛等。

口服

每天午、晚飯前
各 1 次

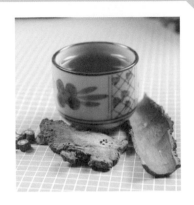

配方　獨活、肉桂、防風、製附子（炮製過的）各 30 克，火麻仁（炒香）、川牛膝、花椒各 50 克，白酒 2,000 毫升。

製法　將所有藥材搗細，置於容器內，加白酒密封，每天振搖 1 ～ 2 次，3 天後去渣即可。

用法　口服。每天午、晚飯前各 1 次，每次 20 毫升。

注意　附子有毒，須使用炮製過的，本酒不宜多飲、常飲。

八仙慶壽酒

活血袪風、散寒健脾，適用於風寒筋骨酸痛、伸縮不利、中風半身不遂。

口服

每天 1 ～ 2 次

配方　製川烏、製草烏、當歸、薄荷、炮薑、竹葉、陳皮、甘草各 30 克，醋 500 毫升，紅糖 1,000 克，白酒 5,000 毫升，純水 2,000 毫升。

製法　將所有藥材研細末，裝入紗布袋，放入酒罈，加入白酒、醋、紅糖及純水 2,000 毫升。密封浸泡 7 天，隔水加熱 2 小時，等待至冷卻後去藥袋，濾清即可。

用法　口服。每天 1 ～ 2 次，每次 15 毫升。

注意　草烏有毒，需使用炮製過的，本酒不宜多飲、常飲。

皂莢南星酒

口服　　每天 3 次

　　祛風痰、利濕毒，主治腦中風口眼歪斜、頭風頭痛等。

配方　皂莢、製天南（炮製過的）星各 50 克，白酒 1,000 毫升。

製法　將所有藥材搗碎，置於容器中，添加白酒密封。隔水小火煮沸。每天振搖 1 ～ 2 次，密封浸泡 7 天，去渣留液即可。

用法　口服。每天 3 次，每次 10 ～ 20 毫升。

注意　天南星有毒，須炮製；皂莢有小毒，本酒不宜多服或久服，體弱者忌服。

二活川芎酒

　　祛風、活血、解痙，適用於腦中風初起、肢體拘急、時有發熱等。

口服　　每天早晚各 1 次

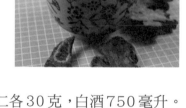

配方　羌活、獨活各 15 克，川芎、火麻仁各 30 克，白酒 750 毫升。

製法　將羌活、獨活、川芎、火麻仁搗碎，置於容器中，加入白酒浸泡。每天振搖 1 ～ 2 次，密封浸泡 20 天後開啟，過濾去渣留液即可。

用法　口服。每天早晚各 1 次，每次 10 ～ 25 毫升。

息風活絡酒

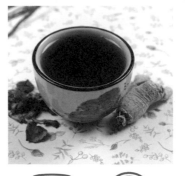

　　天麻平肝息風、止痙；白花蛇舌草利濕、解毒；防風發表散風、勝濕止痛、止痙止瀉；當歸尾補血活血；石楠藤祛風濕、強腰膝、止痛止咳；菊花疏散風熱、平肝明目、清熱解毒；生山楂消食化積、行氣散瘀。諸藥合用、有祛風活絡、補虛的功效、適用於中風半身不遂等。

口服　　每天 2 次

配方　天麻、白花蛇舌草各 50 克，防風 30 克，當歸尾、石楠藤、菊花、生山楂各 15 克，白酒 2,000 毫升。

製法　將所有藥材製為粗末，用紗布包好，放入容器中，加入白酒，密封儲存，20 天即成。

用法　口服。每天 2 次，每次 10 ～ 20 毫升。

6 貧血

　　貧血是指全身循環血液中紅血球總量減少至正常值以下，一般表現為疲乏，睏倦無力是最早的症狀，活動後心悸、氣短是最常見的表現，部分的人還可能出現心衰。此外，皮膚乾燥、頭疼、頭暈目眩、耳鳴、注意力不集中、嗜睡、食慾減退、腹脹噁心等症狀也是貧血的表現。

　　中醫認為貧血主要由於稟賦薄弱，或飲食不節，或久病失血，以致脾腎虧損所導致。治療以健脾補腎為主。製備對症藥酒可選用具有健脾益氣、滋陰補腎、疏肝解鬱、活血化瘀作用的藥材。常用的有桂圓、紅棗、首烏、山藥、桑葚、生地黃等。

桂圓棗地酒

桂圓肉補益心脾、養血安神；紅棗補中益氣、養血安神、緩和藥性；熟地補血滋陰、益精填髓；生地有養陰生津、清熱涼血。諸藥與酒合用，可發揮滋陰養血的效果。適用於貧血、低血壓，血虛、頭暈等症。

口服

每天 2 次

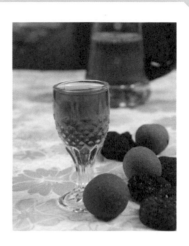

配方　桂圓肉250克，紅棗、熟地、生地各50克，黃酒2,000毫升。

製法　將桂圓肉、紅棗、熟地、生地洗淨，放入砂鍋內，加水浸過藥面約 10 公分，煎沸 3 ～ 5 分鐘。離火，冷卻後倒入酒罈，再加入黃酒，密封儲存，30 天即成。

用法　口服。每天 2 次，每次 10 ～ 20 毫升。

- -

山藥葡萄酒

補中益氣、強筋補血，主治貧血。

口服

每天 2 次

配方　山藥500克（乾品100克），葡萄乾200克，白酒3,000毫升。

製法　將山藥、葡萄乾搗碎，置於容器中，添加白酒，每天振搖 1 ～ 2 次，密封浸泡 30 天，去渣留液即可。

用法　口服。每天 2 次，每次 10 ～ 20 毫升。

首烏生地酒

　　滋陰生血，適用於貧血、神經衰弱、病後體虛者。

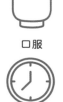

口服

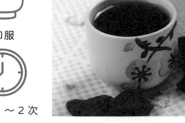

每天 1 ～ 2 次

配方　製首烏、生地黃各 30 克，白酒 1,000 毫升。

製法　首烏洗淨燜軟，切成約 1 公分的方塊，生地黃淘洗後切成薄片，晾乾水氣。首烏塊與生地黃片一同下入酒罈中，將白酒緩緩注入罈內，攪勻後封閉浸泡。每隔 3 天攪拌 1 次，10 ～ 15 天之後即可開罈，濾去藥渣飲用。

用法　口服。每天 1 ～ 2 次，每次 15 毫升。

- -

桑葚蜂蜜酒

　　補益肝腎、益氣養血，主治肝腎虧虛、精血不足、病後血虛、頭暈耳鳴、視物昏花、咳嗽氣短、倦怠乏力、鬚髮早白、未老先衰等。

口服

每天 2 次

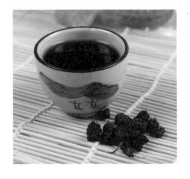

配方　桑葚 500 克，酒麴適量，蜂蜜 250 克，粳米 3,000 克。

製法　將桑葚搗汁，酒麴研末。粳米加水煮至半熟後瀝乾，與桑葚汁拌勻，蒸熟，待溫，加酒麴末、蜂蜜拌勻，密封，置於陰涼乾燥處釀酒，酒熟後去糟留液，加涼開水 500 毫升即可。

用法　口服。每天 2 次，每次 15 ～ 20 毫升。

7 腦動脈硬化

　　動脈硬化是人隨著年齡增長而出現的血管疾病，其中引起動脈硬化的最重要原因是高血壓、高血脂症及抽菸三大危險因子。其他諸如肥胖、糖尿病、運動不足、緊張狀態、高齡、家族病史、脾氣暴躁等都會引起動脈硬化。腦動脈硬化一般表現為眩暈、頭痛、失眠健忘、肢體麻木、活動不利、言語不清、思維遲鈍等。

　　中醫認為腦動脈硬化主要由於腎虧髓空、脂瘀阻絡所導致，治療當以滋陰潛陽、平肝熄風、養血活血、化痰開竅、活血化瘀為主。製備對症藥酒常用的中藥有天麻、丹參、黃耆、松針、首烏等。

天麻健腦酒

　　益氣養陰、健腦益智、寧心安神，可用於神經衰弱、神經官能症、腦動脈硬化、高血壓等症。

口服

每天 2 次

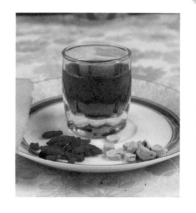

配方　天麻15克，黃耆、黨參、首烏、五味子、枸杞、茯苓各10克，白糖適量，白酒750毫升。

製法　將所有藥材研成粗末，用紗布袋裝好，紮口，置於容器內，加入白酒浸泡。14天後取出藥袋，壓榨取液，將榨得的藥液與藥酒混合，靜置，過濾即得。

用法　口服。每天 2 次，每次飯後服用 15 ～ 30 毫升。

注意　陰虛火旺者忌服，感冒時須暫時停服用。

菖蒲通脈酒

益腎補腦、活血化瘀，適用於腦動脈硬化，症屬腎虧，脂瘀阻滯腦絡者。

口服　　每天 2 次

配方　石菖蒲、熟地、首烏、枸杞、虎杖、女貞子各 12 克，丹參 15 克，川芎、山楂、益智仁各 9 克，紅花、遠志各 6 克，白酒 1,500 毫升。

製法　將以上中藥搗碎，裝入紗布袋中，置於容器內，加入白酒浸泡 14 天即成。

用法　口服。每天 2 次，每次 15～20 毫升。

松竹酒

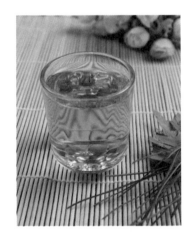

松葉有降血脂的功效；竹葉清熱除煩、生津利尿。此酒可提神醒腦，消除疲勞，主治神疲乏力、動脈硬化等症。

口服　　每天 2 次

配方　松葉 150 克，竹葉 75 克，白酒 1,500 毫升，蜂蜜 90 克。

製法　將松葉、竹葉洗淨切碎，晾乾，置於容器中，加入白酒和蜂蜜，攪勻，密封。浸泡 30 天後，過濾去渣即成。

用法　口服。每天 2 次，每次 20 毫升。

仙人掌藥酒

　　清熱解毒、舒筋活絡、散瘀消腫、涼血止痛，適用於腦動脈硬化等血管疾病。

口服

每天午、晚飯前
各 1 次

配方　仙人掌 500 克，砂糖 200 克，白酒 2,000 毫升。

製法　將仙人掌去掉刺，洗淨擦乾，切成方塊後放入泡酒容器內，加入砂糖和白酒，密封後放置於陰暗處半個月左右。待仙人掌塊完全脫色後，將其取出，之後再將容器密封，待砂糖溶化後即可飲用。

用法　口服。每天午、晚飯前各 1 次，每次 30 毫升。

8 心律過緩

　　心律過緩是指成人每分鐘心跳頻率在 60 次以下，如果是經過長期體育鍛練或重體力勞動者，雖然每分鐘心律只有 50 ～ 60 次，但精力充沛，無任何不適者則不屬於病態。心律過緩的人會自覺心悸、氣短、暈和乏力，嚴重時伴有呼吸不暢、腦悶，有時心前區有衝擊感，更嚴重時可因心排出量不足而突然昏倒。

　　中醫認為心律過緩主要是因為心腎兩虛、陰寒內盛、痰瘀交阻所導致，治療當以溫腎強心、散寒祛濕、化痰散瘀為主。製備對症藥酒常用的中藥有鹿茸、桂枝、龍骨、牡蠣等。

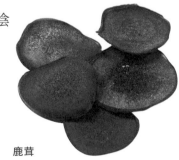

鹿茸

緩脈酒

鹿茸有溫補腎陽的功效，與酒同用，可發揮溫補心陽、增加心律的作用。主治竇性心律過緩、病竇症候群，可用於神經衰弱、神經官能症、腦動脈硬化、高血壓等。

口服

每天 3 次

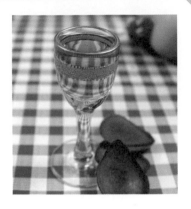

配方　鹿茸 5 克，低度白酒 500 毫升。

製法　將鹿茸切薄片，置於容器中，加入白酒 300 毫升，密封浸泡 7 天，過濾去渣取汁。殘渣再添白酒 200 毫升浸泡 7 天取汁。合併兩次酒汁即得。

用法　口服。每天 3 次，每次 10 毫升。

注意　鹿茸大熱，溫陽效果極好，故不可使用高度白酒，以免過熱傷身。

9 心悸

心悸是自覺心中跳動不安的一種症狀，俗稱「心慌」、「心跳」，中醫又稱之為「驚悸」、「怔忡」。

中醫認為心悸主要是心血不足、心氣虛弱、陰虛火旺所導致，治療當以滋陰降火、補血養心、安神定志、活血散瘀為主。製備對症藥酒常用的中藥有麥門冬、枸杞、當歸、地黃、山楂、瓜蔞等。

補心酒

補血養心、安神定志，主
治心血不足、驚悸怔忡、頭暈
失眠、健忘等症。

口服

每天早、晚
各 1 次

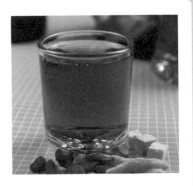

配方 麥門冬 30 克，枸杞、白茯苓、當歸身、桂圓肉各 15 克，生
地黃 24 克，黃酒 2,500 毫升。

製法 將所有藥材搗碎，裝入布袋，置於容器中，加入黃酒，密封，
浸泡 7 天後即可飲用。

用法 口服。每天早、晚各 1 次，每次 30 ～ 100 毫升。

山楂瓜蔞酒

活血化瘀、祛痰消滯，主治痰阻血滯
型冠心病（表現為心前區悶脹痛、頭暈、
食慾不振、腹脹、心悸等）。

口服

每天 3 次

配方 山楂 50 克，瓜蔞 30 克，米酒 1,000 毫升。

製法 將山楂、瓜蔞搗碎，置於容器中，添加米酒，每天振搖 1 ～
2 次，密封浸泡 3 天，去渣留液即可。

用法 口服。每天 3 次，每次 20 ～ 30 毫升。

注意 如不能喝米酒，可將藥焙乾成末，每次服用 15 克，每天 3 次，
溫開水送服。

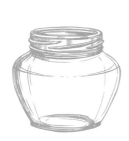

第四章
飲食為後天之本，
吃好消化好才能身體好

1 消化不良

　　消化不良是一種胃動力障礙所引起的疾病，包括胃蠕動不好導致的胃下垂和胃食道逆流。一般表現為斷斷續續的腹部不適或疼痛、飽脹、燒心（反酸）、噯氣等。常因胸悶、早飽感、腹脹等不適而不願進食或儘量少進食，夜裡也不易安睡，睡後常有噩夢。

　　中醫治療消化不良多以順氣消食為主，製作藥酒的常用中藥有木香、陳皮、山楂、神麴、砂仁等。

神麴酒

　　消結散滯、健脾暖胃，主治傷食之脘腹悶脹、消化不良，也可用於治療閃挫腰痛等。

口服

每天 2 次

配方　神麴 100 克，白酒 1,000 毫升。

製法　神麴稍炒熱，置於容器中，添加白酒，每天振搖 1 ～ 2 次，密封浸泡 7 天，去渣留液即可。

用法　口服。每天 2 次，每次 10 ～ 20 毫升。

三香神仙酒

　　健脾開胃、順氣消食，主治肝氣犯胃、脘腹飽滿、噯氣打嗝、消化不良、食慾不振。

口服

每天 2 次

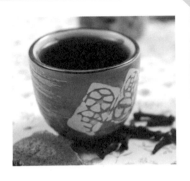

配方　木香 9 克，丁香、檀香、茜草各 6 克，砂仁 15 克，酒麴 3 克，白酒、蜂蜜各適量。

製法　將所有藥材和酒麴一同研細，加適量蜂蜜調勻為丸，每丸重約 9 克。每丸用白酒 500 毫升密封浸泡，每天振搖 1 ～ 2 次，浸泡 7 天即成。

用法　口服。每天 2 次，每次 15 ～ 20 毫升。

注意　陰虛火旺者忌服。

陳皮山楂酒

　　健脾益氣、燥濕降逆、開胃止嘔，主治脾虛夾濕、消化不良、食少胃滿、脘腹脹痛、高血脂、肥胖症。

口服

每天 2 ～ 3 次

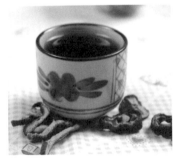

配方　陳皮 50 克，生山楂 100 克，白酒 1,000 毫升。

製法　將陳皮、生山楂搗碎，置於容器中，添加白酒，每天振搖 1 ～ 2 次，密封浸泡 7 天，去渣留液即可。

用法　口服。每天 2 ～ 3 次，每次 30 ～ 50 毫升。

健脾益氣酒

　　理氣寬中和胃，主治脾胃虛弱、氣虛乏力、消化不良、食慾不振、腹脘脹悶、嘔吐泄瀉等。

口服

每天 3 次

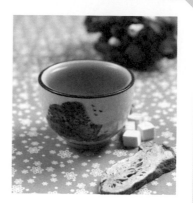

配方　黨參、茯苓各 15 克，白朮、甘草、陳皮各 10 克，製半夏、木香、砂仁、生薑各 6 克，黃酒 1,000 毫升。

製法　將所有藥材和生薑搗碎，置於容器中，添加黃酒，每天振搖 1 ～ 2 次，密封浸泡 7 ～ 10 天，去渣留液即可。

用法　口服。每天 3 次，每次 10 ～ 15 毫升。

注意　半夏有毒，須使用炮製過的，本酒不宜多服、常服。

2 食慾不振

　　食慾不振是指進食的慾望降低，如果是完全不思進食則稱為「厭食」。過度的體力勞動或腦力勞動，飢飽不均，情緒緊張過度疲勞，暴飲暴食，酗酒吸菸，喜吃生冷食物等因素都會導致食慾不振。一些腸胃疾病如急、慢性胃炎，胃癌，以及其他臟器疾病都可能表現為食慾不振。

　　中醫認為食慾不振主要由於感受寒邪、濕濁犯胃、飲食所傷、肝氣犯胃、濕熱內蘊、脾胃虛弱等所導致，治療當以散寒溫中和胃、芳香化濁理氣、消食導滯、清化濕熱為主。製備對症藥酒常用的中藥有山藥、藿香、香蘭、佛手、玫瑰花、砂仁等。

香蘭酒

藿香有芳香化濁、開胃止嘔、發表
解暑的功效；佩蘭有化濕、解暑等作用。
二者與酒合用，有化濕、解暑的功效。
適用於食慾不振、疲倦乏力、噁心欲吐
等屬濕濁中阻及夏季食慾不振者。

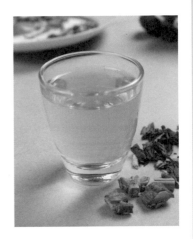

口服　　每天 2 次

配方 藿香、佩蘭各 30 克，白酒 1,000 毫升。

製法 將藿香、佩蘭搗成粗末，裝入紗布袋中，紮緊口；將白酒倒
入瓷罈內，放入藥袋，加蓋密封，置於陰涼乾燥處。每天搖動 1 次，
7 天後即可飲用。

用法 口服。每天 2 次，每次 10 ～ 20 毫升。

. . . .

玫瑰露酒

理氣止痛，適用於肝胃不和所導致胃脘
脹痛或刺痛連及兩脅、噯氣頻繁、食慾不
振等症。

口服　　每天 2 次

配方 鮮玫瑰花 350 克，白酒 2,000 毫升，冰糖 200 克。

製法 將玫瑰花浸入酒中，同時放入冰糖，浸泡 1 個月，用瓷罈或
玻璃瓶儲存。

用法 口服。每天 2 次，每次 20 毫升。

延年薯蕷酒

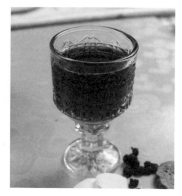

　　薯蕷、白朮、人參能補中益氣、健脾養胃；五味子有斂肺滋腎、生津斂汗、澀精止瀉、寧心安神作用；山茱萸有補益肝腎、收斂固澀作用；丹參有活血調經、涼血消癰、安神之功；防風能發表散風、勝濕止痛、止痙、止瀉；生薑能和胃降逆止嘔。諸藥與酒合用，有補中益氣、和胃健脾的功效。適用於脾胃虛弱、症見飲食減少、頭暈乏力等症。

口服溫飲　　每天 2 次

配方　薯蕷（淮山）、白朮、五味子、丹參各 20 克，防風 25 克，山茱萸 50 克，人參 10 克，生薑 50 克，白酒 2,000 毫升。

製法　將所有中藥切碎，裝入紗布袋中，紮緊口，放入容器中，加入白酒，密封浸泡 7 天即可。

用法　口服溫飲。每天 2 次，每次 30 毫升。

佛手露酒

　　疏肝理氣，適用於肝鬱氣滯、脾胃不和、脘肋滿悶心煩、氣逆欲嘔、食慾不振、胃脘脹痛等症。

口服溫飲　　每天 2 次

配方　佛手 120 克，五加皮 30 克，木瓜、青皮各 12 克，山梔、廣皮各 15 克，良薑、砂仁、肉桂各 9 克，木香、公丁香各 6 克，當歸 8 克，白酒 1,500 毫升，冰糖 200 克。

製法　將所有藥材裝入紗布袋，置於容器內，加入白酒，小火加熱30 分鐘，過濾，加冰糖溶化，裝瓶備用。

用法　口服溫飲。每天 2 次，每次 20 毫升。

3 腹脹腹痛

腹脹腹痛的因素很多，外邪、飲食、情志、血瘀、陽虛等因素都可能導致腹脹腹痛。

中醫認為，腹脹腹痛主要是由於腑臟氣機不利、經脈氣血阻滯、腑臟經絡失養而引起的。治療當以理氣活血、通陽瀉下為主。製備對症藥酒常用的中藥有肉桂、丁香、砂仁、橘紅、山藥、荳蔻、佛手、金桔、紫蘇等。

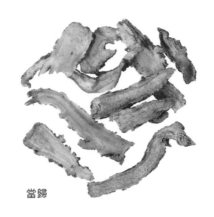

當歸

白玉霜藥酒

當歸補氣行血；肉桂散寒止痛、活血通經；陳皮理氣開胃、燥濕化痰；零陵香祛風止痛；木香溫中行氣止痛、健脾消食導滯；公丁香溫中止嘔；佛手健胃止嘔、化痰止咳。諸藥與酒共用，有開胃順氣、溫中祛寒的功效。主治身體羸弱、食慾不振、食後易脹、面色淡白、胸腹脹悶不適等症。

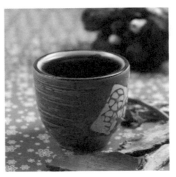

口服

每天早、晚飯前各 1 次

配方 當歸、陳皮各 30 克，肉桂 24 克，零陵香 15 克，木香、公丁香各 6 克，佛手 18 克，冰糖 100 克，白酒 1,500 毫升。

製法 將所有藥材用紗布袋盛裝，與白酒同置入容器內，密封後隔水蒸 1 小時，再加入冰糖即成。

用法 口服。每天早、晚飯前各 1 次，每次 15 ～ 30 毫升。

砂仁橘紅酒

　　橘紅是橘子皮去除內層白色後的部分，有行氣、和胃、化痰等作用，砂仁溫胃助消化。此酒理氣寬胸，和胃化痰。適用於脾胃虛弱、氣滯不行、胸悶腹脹、飲食不香等症。

口服

每天 1 ～ 2 次

配方　橘紅 30 克，砂仁 20 克，白酒 500 毫升。

製法　將橘紅洗淨，與砂仁同在鍋中炒熱，用紗布袋裝，紮緊袋口，投入白酒中浸泡 7 ～ 10 天即可。

用法　口服。每天 1 ～ 2 次，每次 10 ～ 20 毫升。

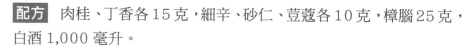

救急藥酒

　　醒神開竅、行氣止痛，主治暑天貪涼飲冷，過食瓜果生冷所導致的腹痛、嘔吐、泄瀉、頭痛、惡寒、肢冷等症。

口服　　　每天早晚各 1 次

配方　肉桂、丁香各 15 克，細辛、砂仁、荳蔻各 10 克，樟腦 25 克，白酒 1,000 毫升。

製法　將所有藥材研細，置於容器中，加入白酒，密封，浸泡 1 週後，過濾去渣，用瓷瓶收儲備用，或裝在玻璃瓶中蠟封後備用。

用法　口服。每天早晚各 1 次，每次 10 毫升。

三豆薑桂酒

溫中散寒、理氣止痛，主治脾胃虛寒、氣滯脘滿、消化不良、噁心嘔吐、泄瀉腹痛等症。

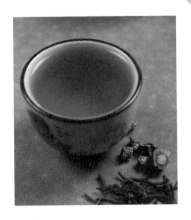

口服溫飲　　　每天 2 次

配方　紅荳蔻、肉荳蔻、白荳蔻、高良薑、肉桂各 30 克，丁香、山藥各 15 克，白砂糖 120 克，雞蛋 2 顆（取蛋白），白酒 2,000 毫升。

製法　將以上中藥研末，置於容器中，添加白酒，再加入白砂糖溶解，加雞蛋白攪勻，小火煮 5 分鐘即可。

用法　口服溫飲。每天 2 次，每次 15 ～ 20 毫升。

注意　陰虛火旺者忌服。

4 腹瀉

腹瀉是一種常見的症狀，是指排便次數明顯超過平日習慣的頻率，糞質稀薄，水分增加，每天排便量超過 200 克，或便中含未消化食物或膿血、黏液等。腹瀉常伴有排便急迫感、肛門不適、失禁等症狀。

中醫認為，腹瀉主要是由於脾虛濕盛所導致。治療當以運脾祛濕為主。治療和調理應選擇具有溫腎散寒、清熱解表、消食作用的中藥。製備對症藥酒時，常用的中藥有丁香、地瓜藤、乾薑、茯苓、白朮、芡實、陳皮、五味子、吳茱萸等。

地瓜藤酒

　　清熱除濕、行氣活血，主治痔瘡、
腹瀉、消化不良、黃疸、白帶過多等症。

口服　　　每天 2 ～ 3 次

配方　地瓜藤 250 克，白酒 500 毫升。

製法　將地瓜藤洗淨，切碎，置於容器中，加入白酒，密封，浸泡
7 天後，過濾去渣即成。

用法　口服。每天 2 ～ 3 次，每次 30 毫升。

薑附溫脾酒

　　溫中散寒、止瀉，主治慢性結腸炎、
胃潰瘍、脾胃虛寒、腹脘冷痛、泄瀉、
腹部脹滿、食慾不振等症。

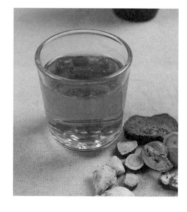

口服溫飲　　　每天 2 次

配方　乾薑、甘草、大黃各 30 克，人參、製附子各 20 克，黃酒 1,000
毫升。

製法　將所有藥材搗碎，置於容器中，添加黃酒，每天振搖 1 ～ 2 次，
密封浸泡 7 天，去渣留液即可。

用法　口服溫飲。每天 2 次，每次
10 ～ 20 毫升。

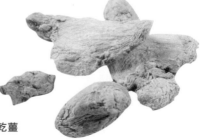

乾薑

雙白花粉酒

　　健脾和胃、益氣養血，主治急、慢性腸炎，脾胃虛弱，食少納差，食後腹滿，或消化不良、小便不利、大便溏泄、形體消瘦等症。

 口服　　 每天 2 次

配方　茯苓、白朮、天花粉、山藥、芡實、淮牛膝各 10 克，白荳蔻 5 克，白酒 1,000 毫升。

製法　將所有藥材搗碎，置於容器中，添加白酒，每天振搖 1 ～ 2 次，密封浸泡 14 天，去渣留液即可，可加少量白砂糖調味。

用法　口服。每天 2 次，每次 15 ～ 20 毫升。

茯苓白朮酒

　　白朮有健脾益氣、燥濕利水、止汗、安胎作用；白茯苓利水化飲、健脾寧心。二者與酒合用，有健脾利濕的功效。適用於脾虛不運、痰飲咳嗽、食少腹脹、消化不良、大便泄瀉、水腫、小便不利等症。

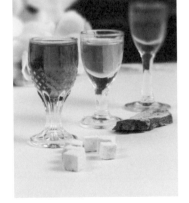

 口服　　每天 2 次

配方　白朮 50 克，白茯苓 120 克，黃酒 2,000 毫升。

製法　將白朮、白茯苓搗碎，裝入酒罈，注入黃酒，加蓋密封。浸泡 14 天後開封，去渣即可。

用法　口服。每天 2 次，每次 10 ～ 20 毫升。

注意　陰虛火旺者不宜服用。

丁香酒

　　丁香味辛，性溫，有溫脾胃、降逆氣的作用。主治胃寒嘔逆、吐瀉、脘腹作痛。尤其適用於感寒性腹痛吐瀉等症。

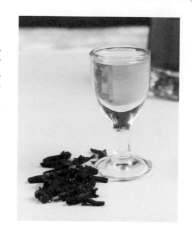

口服

每天 2 次

配方　丁香 14 枚，白酒 500 毫升。

製法　將丁香置於容器內，倒入白酒，加熱煮沸至原體積的一半，即可服用。

用法　口服。每天 2 次，每次 10 ～ 20 毫升。

5 呃逆

　　呃逆就是俗稱的「打嗝」，主要表現是呃呃連聲，聲短而頻促，不能自制，有聲而無物。呃逆多因胃氣上逆所導致，治療當以和胃降逆為主，應選用有溫中散寒、通腹瀉熱、養陰合胃、降氣化痰功效的中藥。製備對症藥酒常用的中藥有生薑、乾薑、丁香、厚朴、陳皮等。

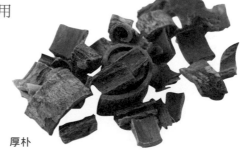
厚朴

荸薺降逆酒

和胃降逆，主治呃逆、飲食不下、食後嘔吐、胸膈哽噎不舒等症。

口服　　每天早、中、晚
　　　　　各 1 次

配方 川厚朴（薑炒）、陳皮、白蔻仁（炒）、橘餅各 30 克，荸薺（搗碎）、白糖、冰糖各 120 克，蜂蜜 60 克，白酒 3,000 毫升。

製法 將所有藥材放入布袋，紮緊口，置於容器中，加入白酒，密封、浸泡 10 餘天後，過濾去渣，再加入白糖、冰糖和蜂蜜，待溶化後，再過濾澄清即可。

用法 口服。每天早、中、晚各 1 次，每次 30 ～ 50 毫升。

- -

薑汁葡萄酒

生薑性微溫，溫中止嘔；葡萄酒滋陰生津、補氣和胃，胃氣和則呃逆止。此酒可和胃止嘔，散寒止痛。適用於噯氣呃逆、腹冷腹痛等症。

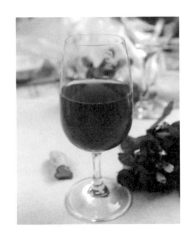

口服　　每天 2 次

配方 生薑 50 克，葡萄酒 500 毫升。

製法 將生薑洗淨，搗爛，加入葡萄酒，浸泡 3 天，濾出薑渣即成。

用法 口服。每天 2 次，每次 50 毫升。

6 噁心嘔吐

　　噁心嘔吐有多種原因，常見的是由於乘坐舟車、飲食不潔、內感外邪、情志內傷等引起胃氣上逆所導致。另外，食物中毒以及其他疾病也可能引起嘔吐。對於前一類原因造成的嘔吐，只要有效降逆止嘔即可。根據不同情況，治療嘔吐可選用具有溫中散寒、消食導滯、健脾和胃功效的中藥。製備對症藥酒常用的有生薑、茴香、丁香、厚朴、陳皮、山楂、砂仁、神麴等。

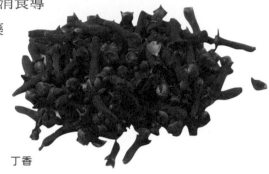

丁香

茴香薑汁酒

　　溫中散寒、理氣止痛，主治寒冷侵襲或過食生冷引起的噁心嘔吐、胃脘脹痛、下腹疼痛等症。

口服溫飲　　　每天 1 次

配方　小茴香（莖、葉同用）300 克，生薑汁 30 毫升，米酒 300 毫升。

製法　將小茴香搗碎、取汁，置於容器中，加入生薑汁、米酒混勻，小火煮沸，去渣留液即可。

用法　口服溫飲。每天 1 次，每次 30 毫升。

屠蘇酒

　　下氣降逆，主治風寒邪氣侵犯胃腸、腸胃之氣不能順降、積滯內停所導致腹痛而脹、進食不化、噁心嘔吐等症。

口服

每天早晚各 1 次

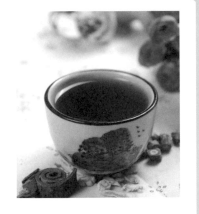

配方　厚朴、桔梗、防風、桂枝、蒼朮、白朮、製川烏、白芷各 8 克，川芎、陳皮各 10 克，檀香、紫荳蔻、川椒、藿香各 6 克，威靈仙、甘草各 5 克，冰糖 200 克，白酒 1,500 毫升。

製法　將所有藥材浸入白酒中，加入冰糖，加熱至沸後靜置，過濾，裝入瓷罈或玻璃瓶內，避光儲存即可。

用法　口服。每天早晚各 1 次，每次 15 ～ 20 毫升。

7 便祕

　　便祕是指大便祕結不通，排便時間延長，或欲大便而艱澀不暢。便祕一般多因邪滯大腸，腹氣不通，或腸失溫潤，推動無力所導致，治療當以潤腸通便為主。可選用具有滋陰洩熱、理氣導滯功效的中藥。製備對症藥酒常用的有木耳、大黃、生地黃、黃柏等。

雙耳酒

養陰生津、益氣健脾、補腦強心，適用於體虛氣弱、虛熱口渴、食慾不振、大便乾燥、腰酸乏力等症。

口服　　每天 3 次

配方　白木耳（乾）、黑木耳（乾）各 20 克，糯米酒 1,500 毫升，冰糖 40 克。

製法　將黑、白木耳用溫水泡透，去除殘根，反覆洗幾遍，撈出，瀝半乾，切成細絲。將糯米酒倒入瓷器內，置小火上慢煮，至沸時加入木耳絲，再煮半小時左右，關火，待涼後，加蓋密封，靜置 5 天。開封後過濾去渣，裝入乾淨酒瓶中，加入事先溶化、過濾的冰糖，攪拌均勻即可。

用法　口服。每天 3 次，每次隨量服用。

• •

三黃朴草酒

清熱瀉火、理氣通便，主治熱結便祕。

空腹口服　　每天早晚各 1 次

配方　黃芩、黃柏、大黃各 3 克，厚朴 15 克，甘草 10 克，低度白酒 500 毫升，白砂糖 150 克。

製法　將所有藥材切片，置於容器中，添加白酒，每天振搖 1 ～ 2 次，密封浸泡 7 天，去渣留液，加入白砂糖溶解即成。

用法　空腹口服。每天 2 次，每次 20 ～ 30 毫升。

注意　虛性便祕、寒性便祕者忌服。

8 慢性胃炎

慢性胃炎是由各種病因引起的胃黏膜慢性炎症，主要表現為胃脘脹悶不適、噯氣泛酸、食慾減退、久之形體消瘦等。慢性胃炎多與飲食習慣不當有關，中醫認為是由脾胃素虛，氣鬱胃脘，升降失常所導致。治療當以健脾理氣和胃降逆為主，宜選用有消食導滯、清熱洩濁功效的中藥，製備對症藥酒常用的有山楂、神麴、厚朴、青木香、砂仁、紫蘇等。

山楂檳榔酒

健脾養胃、活血行氣、消積止痛的功效。主治慢性胃炎、胃脘脹滿刺痛、食慾不振等症。

口服

每天 2 次

配方 山楂、檳榔各 6 克，神麴、麥芽、麥門冬各 9 克，薑黃 7 克，黃酒 500 毫升。

製法 將所有藥材搗碎，置於容器中，添加黃酒，密封，用小火煎煮 5 分鐘，去渣留液即可。

用法 口服。每天 2 次，每次 50 毫升。

地榆青木酒

行氣消脹緩痛，主治慢性胃炎、脘腹脹滿疼痛、食慾不振等症。

口服

每天 2 次

配方 地榆、青木香各 64 克，白酒 1,000 毫升。

製法 將地榆、青木香切碎，置於容器中，添加白酒，每天振搖 1 ～ 2 次，密封浸泡 30 日，去渣留液。

用法 口服。每天 2 次，每次 10 ～ 15 毫升。

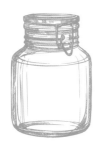

第五章
關節疾病，藥酒具有天然的治療優勢

1 肢體麻木

　　肢體麻木的發病部位包括面部、口舌、皮膚、肩背、胸腹、腰腿、四肢、指端等處。表現為患部麻木不仁、非痛非癢、肉內如有蟲行，甚則癢痛不知、感覺消失，有時可伴有口眼歪斜、語言不利、惡風寒熱等。

　　肢體麻木發病原因較為複雜，中醫認為最常見的是風邪入絡，治療當以袪風散寒、舒筋通絡為主。常用中藥有天麻、白朮、烏藥、白芷、木瓜、青皮、牛膝、白附子、殭蠶、蠍子、蜈蚣、防風、甘草等。

補血壯骨酒

　　補腎強筋、活血通絡，主治肢體麻木、癱瘓、風濕痺痛及跌打損傷等症。

口服　　　　每天 2 次

配方　淫羊藿、巴戟天各 25 克，雞血藤 50 克，白酒 500 毫升。

製法　所有藥材切碎置於容器中，加入白酒，密封浸泡 20 天後，過濾去渣即成。

用法　口服。每天 2 次，每次 10 ～ 15 毫升。

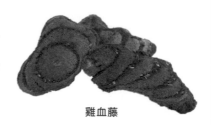

雞血藤

仙酒

祛風除濕、活血定痛，適用於半身不遂、腰腳緩弱、臂頑麻、癱瘓、抽掣、風濕骨痛等症。

口服

每天 2 次

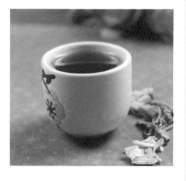

配方　川牛膝 20 克，秦艽、桔梗各 15 克，原蠶砂、羌活、防風、當歸各 25 克，牛蒡子、枸杞、火麻仁各 10 克，蒼朮 40 克，黃酒 3,000 毫升。

製法　將原蠶砂、枸杞、火麻仁炒製，蒼朮蒸製，其餘藥物切碎後，全部置入罎內，加入黃酒，密封浸泡 7 天後即可服用。

用法　口服。每天 2 次，每次 20 ～ 30 毫升。

- -

祛風止痛酒

溫經散寒、祛除風濕、通絡止痛，主治風濕性關節炎、四肢麻木、風寒濕痛等症。

口服

每天早晚各 1 次

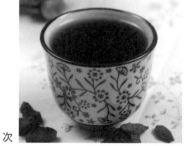

配方　枸杞、黃精、白朮、製川烏、熟附片各 50 克，羌活、獨活、威靈仙、當歸、薑黃各 8 克，蜈蚣（焙研細末）10 克，烏梢蛇 45 克，千年健 30 克，大麴酒 4,500 毫升。

製法　將所有藥材切碎，置於容器中，加入大麴酒，密封浸泡 2 週，過濾去渣即成。

用法　口服。每天早晚各 1 次，每次 10 ～ 15 毫升。

國公酒

　　袪風除濕、活血通絡、行氣止痛、強筋壯骨，主治四肢麻木、骨節疼痛、風濕寒痺等症。

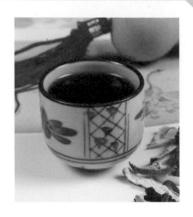

口服

每天 2 次

配方　玉竹、陳皮、肉桂、丁香、砂仁、荳蔻、木香、檀香、當歸、川牛膝、枳殼、陳皮、麥門冬、白朮、蒼朮、檳榔、川芎、木瓜、製天南星、白芷、牡丹皮、羌活、厚朴、藿香、紅花、獨活、枸杞、白芍、補骨脂、佛手、山楂、梔子、紫草、防風各 5 克，酒麴 23 克，紅糖 700 克，白酒 5,500 毫升。

製法　將所有藥材（除紅花和酒麴外）均磨成粗粉，與紅花、酒麴和勻，置於容器中。加入白酒，每天振動搖 1～2 次，密封浸泡 70 天，去渣留液，加入紅糖溶解即成。

用法　口服。每天 2 次，每次 10 毫升。

注意　天南星有毒，須使用炮製過的，本酒不宜多服、久服。

2 風濕寒痺

　　風濕寒痺是指由於外邪侵襲，痺阻於絡脈，而引起肌肉關節疼痛、腫大的一類疾患。風濕寒痺的發生原因，主要是身體虛弱，風寒濕氣內侵，致使氣血凝滯、阻塞不通，進而出現關節疼痛、活動不利。

　　治療當以驅風除邪、活血通絡、散寒止痛為主。製備對症藥酒常用的中藥有防風、五加皮、老鸛草、細辛、丁公藤、桑枝、茜草、徐長卿、伸筋草等。

風濕骨痛酒

口服　　每天 3 次

祛風除濕、通絡止痛，主治風濕骨痛、腰膝酸痛、四肢麻木、關節炎等症。

配方 老鸛草、丁公藤、桑枝、豨薟草各 25 克，白酒 1,000 毫升。

製法 將所有藥材切碎，置於容器中，加入白酒，密封，浸泡 14 天後，過濾去渣即成。

用法 口服。每天 3 次，每次 10～15 毫升。

. . . .

祛風調榮酒

調血養榮、散寒祛濕、舒筋活絡，主治風寒濕痹、筋骨關節酸痛、四肢攣急、口不能言等症。

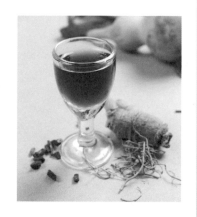

口服溫飲　　每天 3 次

配方 人參、細辛、茜草各 30 克，川椒、茵芋葉、金牙石、乾地黃、防風、製附子、地膚子、蒴藋、升麻各 60 克，羌活、川牛膝各 25 克，白酒 1,500 毫升。

製法 將所有藥材搗為粗末，裝入布袋，置於容器中，加入白酒，密封，浸泡 14 天後，過濾去渣即成。

用法 口服溫飲。每天 3 次，每次 30 毫升。

木瓜牛膝酒

　　活血化瘀、通絡止痛，主治風濕性關節炎屬瘀血痹阻者。

  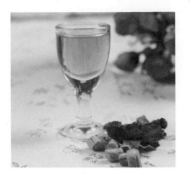

口服　　每天 2 次

配方　木瓜 120 克，川牛膝、桑寄生各 60 克，大麴酒 1,250 毫升。

製法　將所有藥材浸入大麴酒中 7 天，去渣留液即可。

用法　口服。每天 2 次，每次 10 毫升。

抗風濕酒

　　舒筋活血、袪風除濕，主治風濕性關節炎。

口服　　每天 3 次

配方　五加皮、麻黃、製川烏、製草烏、甘草、木瓜、紅花、烏梅各 20 克，白酒 2,000 毫升。

製法　將所有藥材搗碎，置於容器中，添加白酒，每天振搖 1～2 次，密封浸泡 10 天，去渣留液。

用法　口服。每天 3 次，每次 10 毫升。

注意　烏頭有大毒，須炮製，本酒不宜多服、久服，孕婦忌服。

五加皮酒

養陰清熱、活血通絡、散寒止痛、調和肝腎，主治風濕性關節炎、關節拘攣、疼痛無力等症。

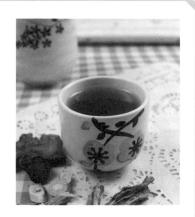

口服　　　　每天 3 次

配方　五加皮、紅花各 7 克，當歸、玫瑰、梔子、白蔻仁各 6 克，佛手、黃柏、甘草、白芷、菊花、知母、木瓜、官桂、陳皮、丁香各 3 克，玉竹 150 克，木香 24 克，白酒 3,000 毫升，蜂蜜 300 克，白糖 500 克。

製法　將所有藥材搗碎，置酒罈中，加入白酒、蜂蜜和白糖，密封，浸泡 10 天後去渣即成。

用法　口服。每天 3 次，每次 15 ～ 30 毫升。

二活川芎酒

祛風、活血、解痙，適用於腦中風初起、頸項強直、肢體拘急、時有發熱等症。

口服　　　　每天早晚各 1 次

配方　羌活、獨活各 15 克，川芎 20 克，火麻仁、黑豆各 30 克，白酒 1,250 毫升。

製法　將羌活、獨活、川芎、火麻仁搗碎，置於容器中，加入白酒，密封，浸泡 14 天後，開封，再將黑豆炒香，趁熱投入酒中，等待至冷卻，過濾去渣即成。

用法　口服。每天早晚各 1 次，每次 10 ～ 25 毫升。

徐長卿酒

祛風濕、止痺痛，主治風濕腰痛、關節痛等症。

口服   每天 3 次

配方 徐長卿、金果欖各 30 克，杜仲 15 克，黃酒 750 毫升。

製法 將所有藥材切碎，置於容器中，加入黃酒，密封，浸泡 15 天後，過濾去渣即成。

用法 口服。每天 3 次，每次 30 ～ 50 毫升。

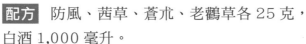

防風茜草酒

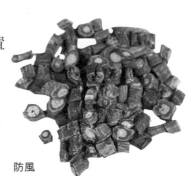

祛風除濕、補腎溫陽的功效，主治風濕性關節炎、腰膝酸痛等症。

口服   每天 1 次

配方 防風、茜草、蒼朮、老鸛草各 25 克，白酒 1,000 毫升。

製法 將所有藥材搗碎，裝入紗布袋，置於容器中，加入白酒，密封，經常搖動，浸泡 14 天後去渣即成。

用法 口服。每天 1 次，每次 10 毫升。

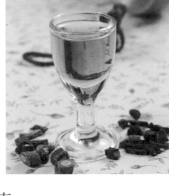

防風

伸筋草酒

祛風散寒、除濕消腫、舒筋活血，
適用於風濕腰腿疼痛、腰膝軟弱無力、
四肢麻木等症。

口服　　每天 2 次

配方 伸筋草、製川烏、川牛膝、雞血藤各 15 克，製草烏 10 克，
白酒 750 毫升。

製法 將所有藥材搗碎成粗顆粒，放入容器中，加入白酒，密閉浸
泡 15 天，經常搖動，過濾去渣即可。

用法 口服。每天 2 次，每次 20 毫升。

注意 製川烏、製草烏有一定毒性，不適合多用。陰虛內熱者不
適合服用。

還童酒

強壯筋骨、驅風活經絡、大補氣血，
適用於風濕筋骨不利，兼有面色不華等
陰血不足現象者。

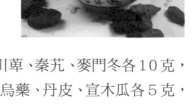

口服　　每天 1～2 次

配方 生地、全當歸各 120 克，熟地、川萆、秦艽、麥門冬各 10 克，
羌活、獨活、淮牛膝、川桂皮、小茴香、烏藥、丹皮、宣木瓜各 5 克，
蒼朮、廣皮、川續斷各 6 克，五加皮 15 克，白酒 2,500 毫升。

製法 將所有藥材裝入紗布袋，浸於酒中，密封，隔水加熱 1 小時，
晾涼，再將酒罈埋入地下 7 天，即可飲用。

用法 口服。每天 1～2 次，每次 15 毫升。

防風酒

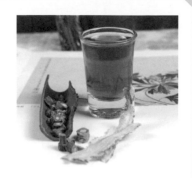

　　防風有祛除惡風、風邪的功效，主治外感風寒、頭痛身痛、風濕痺痛、骨節酸痛、腹痛泄瀉、破傷風等；麻黃發汗散寒消結；羌活散表寒，祛風濕，利關節；川芎辛散溫通，活血祛瘀。諸藥與酒同用，有祛風通絡、散寒除濕的作用。主治風痺、肢體關節酸痛、遊走不定、關節屈伸不利，或見惡風發熱等症。

口服　　　每天早晚各 1 次

配方　防風、當歸、秦艽、肉桂、葛根各 20 克，麻黃 15 克，羌活、川芎各 10 克，白酒 750 毫升。

製法　將所有藥材切碎，裝入布袋，置於容器中，加入白酒，密封浸泡 7 天後，過濾去渣即成。

用法　口服。每天早晚各 1 次，每次 10 ～ 20 毫升。

注意　關節腫大、苔薄黃、邪有化熱之象者慎用。

3 骨質增生

　　骨質增生是關節、韌帶等軟組織變性、退化，使關節邊緣形成骨刺，導致關節變形、疼痛，活動受限的一種疾病。中醫認為骨質增生多由風寒濕邪瘀阻所導致，治療當以祛風除濕、溫經散寒、活血化瘀、散寒止痛為主。製備對症藥酒常用的中藥有伸筋草、透骨草、桑寄生、威靈仙等，也可選用有活血止痛作用的中藥，如紅花、當歸、熟地黃、雞血藤、元胡等。

強骨靈酒

　　通經活血、益腎補骨、理氣止痛，主治增生性膝關節痛。

口服

每天 2 次

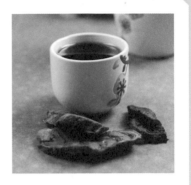

配方　地黃、骨碎補各 30 克，淫羊藿、肉蓯蓉、鹿銜草、雞血藤、萊菔子、元胡各 20 克，白酒 2,000 毫升，白砂糖 100 克。

製法　將所有藥材搗碎，置於容器中，添加白酒，每天攪拌 1～2 次，密封浸泡 7 天，去渣留液，加入白砂糖溶解，再密封浸泡 14 天，每天振搖 1～2 次即成。

用法　口服。每天 2 次，每次 10～20 毫升。

威靈強骨酒

　　補益肝腎、通經脈、行氣血、濡筋骨，主治骨質增生。

口服

每天 3 次

配方　威靈仙、透骨草、杜仲、淮牛膝、穿山甲、丹參、白芥子各 30 克，白酒 2,000 毫升。

製法　將所有藥材研末，置於容器中，添加白酒，每天振搖 1～2 次，密封浸泡 20 天，去渣留液即可。

用法　口服。每天 3 次，每次 15～20 毫升。

消骨刺酒

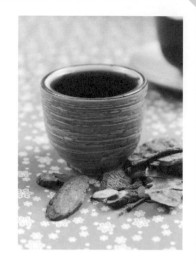

　　伸筋草能祛風濕、舒筋活絡；透骨草能祛風除濕、解毒止痛；杜仲能補肝腎、強筋骨；桑寄生能祛風濕、補肝腎、強筋骨；赤芍能清熱涼血、散瘀止痛；海帶消腫散結；鑽地風祛風除濕；千年健祛風濕、強筋骨；防己祛風濕、止痛、利水消腫；秦艽祛風濕、止痺痛；茯苓健脾利水；黃耆補中益氣、昇陽舉陷；黨參補氣生津養血；細辛祛風散寒、通竅止痛。諸藥與酒同用，活血益氣、通絡止痛效果極好。適用於頸椎及腰椎骨質增生等症。

口服　　　　每天 3 次

配方　伸筋草、透骨草、杜仲、桑寄生、赤芍、海帶各 15 克，鑽地風、千年健、防己、秦艽、茯苓、黃耆、黨參各 9 克，細辛 3 克，白酒 1,750 毫升。

製法　將所有藥材除去雜質，研為粗粉，用布包裹，紮緊口，放入白酒中浸泡 2 週，去渣留液即成。

用法　口服。每天 3 次，每次 10 毫升，1,000 毫升為一個療程。

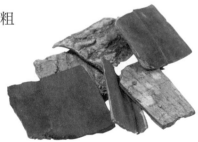

杜仲

複方當歸酒

活血化瘀、鎮痛，主治骨質增生疼痛。

口服

每天早晚
各 1 次

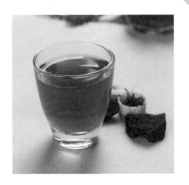

配方 川紅花、製首烏各 55 克，當歸、小血藤各 80 克，白酒 2,500 毫升。

製法 將所有藥材裝入紗布袋中，加白酒，浸泡 10 天即得。

用法 口服。每天早晚各服用 1 次，每次 10 毫升，最大劑量不能超過 20 毫升。

注意 若服用首烏出現肝損傷、皮膚過敏、眼部色素沉積、腹痛、泄瀉等症狀，應立即停用。

4 肩周炎

肩周炎主要表現為肩部逐漸產生疼痛，夜間為甚，逐漸加重，肩關節活動功能受限，肩部受到牽拉時，可能引起劇烈疼痛。早期肩關節呈陣發性疼痛，常因天氣變化及勞累而誘發。本病的好發年齡在 50 歲左右，故俗稱五十肩，女性發病率略高於男性。如得不到有效治療，有可能嚴重影響肩關節的活動功能。

肩周炎多由寒凝筋膜、血不榮筋所導致，治療當以益氣養血、溫經通絡、祛風除濕為主。製備對症藥酒常用的中藥有桑枝、五加皮、威靈仙、防風、紅花、桂枝、細辛等。

威靈仙酒

　　威靈仙祛風除濕、通絡止痛；蒼朮燥濕健脾、祛風散寒；防風發表散寒、勝濕止痛；蠶砂能祛風濕、和中化濁、祛風止痛。諸藥同用，可溫經散寒、通絡止痛。適用於肩周炎。

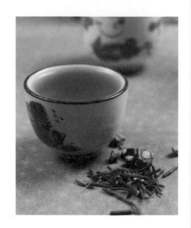

 敷用　　 每天 2 次

配方　威靈仙、蒼朮、防風各 15 克，蠶砂 30 克，黃酒 120 毫升。

製法　將所有藥材一起研為細末，放入鍋中炒熱，倒入黃酒拌勻，再炒數分鐘，裝入布袋，熱燙痛處 30 分鐘。

用法　外用熱敷。每天 2 次，5 ～ 7 天為 1 個療程。

注意　皮膚破損的部位勿用。

- -

風艾枇杷酒

　　通絡止痛，適用於肩周炎等症。

 敷用　　 每天 3 次

配方　鮮枇杷葉、大風艾、生薑各 100 克，米酒 5,000 毫升。

製法　將所有藥材洗淨、搗爛如泥，用米酒調勻，放入鍋內炒熱，外敷患處。

用法　外用熱敷。每天 3 次，7 天為 1 個療程。

注意　皮膚破損的部位勿用。

獨活桑枝酒

　　桑枝能袪風通絡、利關節，治風寒濕痺、四肢拘攣、腳氣浮腫、肌體風癢等症；獨活能袪風濕、止痺痛；五加皮有補中、益精、強意志、袪風濕、壯筋骨、活血去瘀、健胃利尿等功效。三藥與酒同用，可溫中散寒、袪濕通絡。適用於肩周炎、風濕痛、凍瘡等症。

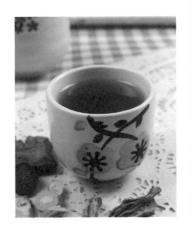

塗抹　　每天 2 ～ 3 次

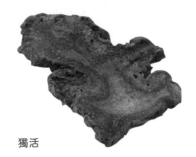

獨活

配方 桑枝、獨活、五加皮各 20 克，白酒 500 毫升。

製法 將所有藥材切碎，浸入白酒內，密封浸泡，7 天後即成。

用法 塗抹。取藥酒適量，塗抹患處，每天 2 ～ 3 次。

注意 皮膚破損部位勿用。

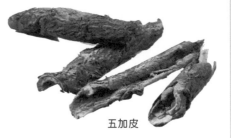

五加皮

薑辛止痛酒

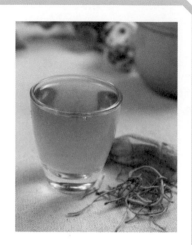

　　細辛能祛風散寒、止痛；老生薑能散寒解表、降逆止嘔、化痰止咳。二者與酒合用，有通痺祛邪、消腫止痛的功效。適用於肩周炎、跌打損傷等症。

敷用　　　　每晚 1 次

配方 細辛 80 克，老生薑 300 克，白酒 100 毫升。

製法 將細辛取淨品研末，老生薑洗淨，與細辛混合，搗成泥蓉，在鐵鍋內炒熱，加入白酒調勻，再微炒，將藥敷於紗布上即可使用。

用法 外用溫敷。每晚 1 次，將製好的藥紗布每晚趁溫敷於痛處。

注意 皮膚破損的部位勿用，注意避風寒。

5 腰腿痛

　　腰腿痛以腰部和腿部疼痛為主要表現，多因扭閃外傷、慢性勞損、肝腎虧虛及感受風寒濕邪所導致。輕者腰痛，經休息後可緩解，再遇輕度外傷或感受寒濕仍可能復發或加重；重者腰痛，並向大腿後側及小腿後外側及腳外側放射疼痛，轉動、咳嗽、噴嚏時加劇，腰肌痙攣，出現側彎。

　　中醫認為該病與腎虛、風邪入侵有密切關係。治療當以溫腎散寒、除風利濕、活血通經、強筋壯骨為主，製備對症藥酒常用的中藥有獨活、熟地黃、人參、肉桂、杜仲、牛膝、五加皮、桑寄生等。

地黃羌活酒

散風、除濕、養血，主治腰痛強直、
難以仰俯等症。

口服

每天 2 次

配方　黑豆 100 克，羌活 50 克，獨活 15 克，五加皮 20 克，白酒
2,000 毫升，生地黃汁 100 毫升。

製法　將黑豆炒熟，羌活、獨活、五加皮搗為粗末，用白酒浸泡，
置火上煮。酒熱後下黑豆和生地黃汁，煮至魚眼沸（微沸，泡如
魚眼）後，取下去渣，等待至冷卻即可。

用法　口服。每天 2 次，每次 10 ～ 15 毫升。

腎著酒

通陽利濕，適用於腎陽虛、寒濕凝
滯腰部脈絡引起的身重，腰部冷痛似
腫，如坐水中，不渴，小便正常的病症。
本酒取方於《金匱要略》中的苓桂朮甘
湯，主治病症名為「腎著」，故取名「腎
著酒」。

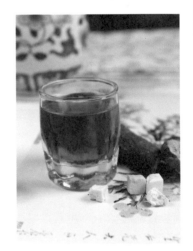

口服溫飲

每天 3 次

配方　肉桂 30 克，白朮、茯苓各 50 克，甘草 15 克，白酒適量。

製法　將所有藥材一同研細末，裝瓶備用。每次取藥末 3 ～ 6 克，
以白酒 50 毫升調和，小火煮 5 ～ 6 沸即成。

用法　口服溫飲。每天 3 次，每次 20 毫升。

鹿角腰痛酒

　　溫腎散寒、除風利濕，主治風濕性腰痛、長年腰腿疼痛等症。

口服

每天 2 次

配方　杜仲 15 克，補骨脂、蒼朮、鹿角霜各 10 克，白酒 500 毫升。

製法　將所有藥材研成粉，置於容器中，添加白酒，每天振搖 1 ～ 2 次，密封浸泡 7 天，去渣留液即可。

用法　口服。每天 2 次，每次 20 ～ 30 毫升。

- -

獨活當歸酒

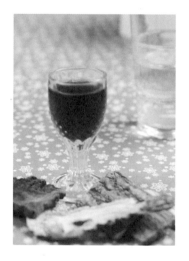

　　獨活理伏風，善祛下焦與筋骨間之風寒濕邪；杜仲補肝益腎、強筋壯骨，肝主筋，腎主骨，是治病之本；當歸、川芎、熟地黃、丹參補血活血。諸藥與酒合用，有祛風濕、壯筋骨、舒關節、和血止痛的功效。適用於風濕性腰腿疼痛日久痺弱者。

口服

每天 3 次

配方　獨活、杜仲、當歸、川芎、熟地黃、丹參各 30 克，白酒 2,000 毫升。

製法　將所有藥材切碎，置於容器中，加入白酒浸泡，密封，用小火煨 3 小時。待涼後，過濾去渣留液即可。

用法　口服。每天 3 次，每次 20 ～ 30 毫升。

延年石斛酒

補腎強筋、除痺，主治腰腿疼痛、體倦無力、風濕痺痛等症。

 口服 　　 每天 2 次

配方　生石斛 90 克，淮牛膝 30 克，生地黃 60 克，杜仲、丹參各 20 克，白酒 2,500 毫升。

製法　將以上中藥搗碎，裝入布袋，置於容器中，加入白酒，密封，每天搖動 1 次，浸泡 7 天後去渣即成。

用法　口服。每天 2 次，每次 10 ～ 15 毫升。

參桂養榮酒

補中益氣、散寒止痛，適用於氣血兩虧、腰膝冷痛、體倦乏力、食少失眠等症。

 敷用 　　每晚 1 次

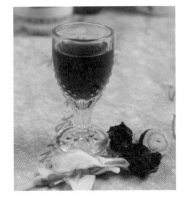

配方　生曬參、糖參各 10 克，桂圓肉 40 克，玉竹 16 克，砂糖 300 克，白酒 4,500 毫升。

製法　將所有藥材切碎，加白酒 1,000 毫升浸泡 14 天，去渣留液；然後取砂糖加水適量，加熱溶解，過濾，與藥酒和剩餘的白酒混合、攪勻，靜置 14 天後，再過濾即得。

用法　外用溫敷。每晚 1 次，將製好的藥紗布每晚趁溫敷於痛處。

杜仲加皮酒

　　補益氣血、疏通經絡，可用於治療腰痛、坐骨神經痛等症。

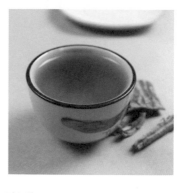

口服　　　　每天 2 次

配方　杜仲、五加皮各 50 克，白酒 1,000 毫升。

製法　將杜仲、五加皮切碎後置於容器中，加入白酒密封浸泡 10 天後，過濾去渣即成。

用法　口服。每天 2 次，每次 10 ～ 15 毫升。

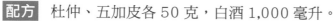

寄生地歸酒

　　補肝腎、強筋骨、祛風濕、活血通絡，主治腰膝酸痛、筋骨無力、風濕痺痛等症。

口服　　　　每天 2 次

配方　桑寄生、淮牛膝、熟地黃、秦艽各 60 克，全當歸、杜仲各 30 克，白酒 2,500 毫升。

製法　將所有藥材搗碎，裝入布袋，置於容器中，加入白酒，密封 14 天即成。

用法　口服。每天 2 次，每次 15 ～ 30 毫升。

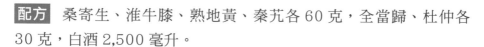

牛膝石斛酒

　　補腎強骨、活血通絡，主治腎虛腰痛、關節疼痛等症。

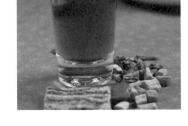

口服

每天 3 次

配方　淮牛膝 40 克，杜仲、丹參、生地黃各 20 克，白酒 500 毫升。

製法　將所有藥材搗碎，置於容器中，加入白酒，密封，浸泡 7 天後，過濾去渣即成。

用法　口服。每天 3 次，每次 10 ～ 15 毫升。

獨活參附酒

　　散寒逐濕、溫中止痛的功效。適用於腰腿腫痛、四肢厥逆、小腹冷痛、身體虛弱等症。

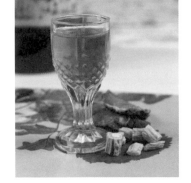

口服

每天 2 次

配方　獨活、製附子各 35 克，黨參 20 克，白酒 1,000 毫升。

製法　將所有藥材碎細，盛入容器中，加入白酒，密封浸泡，春夏 5 天，秋冬 7 天即成。

用法　口服。每天 2 次，每次 20 毫升，或隨量服用。

加味地黃酒

補益氣血、疏通經絡，可用於治療腰痛、坐骨神經痛等症。

口服

隨酒量服用，
或每天 2 次

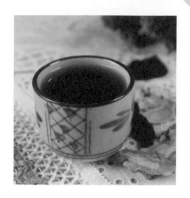

配方　熟地 250 克，紅參 50 克，黃耆 100 克，當歸、地龍各 30 克，穿山甲片、三七各 20 克，白酒 5,000 毫升。

製法　將所有藥材研粗末，用紗布袋盛裝，紮口，放入容器，加入白酒，密封浸泡 15 天，隔天搖動 1 次，取去藥袋，過濾即成。

用法　口服。隨酒量服用，或每天 2 次，每次 15 ～ 20 毫升。

6 跌打損傷

跌打損傷是指由外力碰撞或打擊而導致局部紅腫疼痛，甚至發熱的症狀。中醫認為，這是遭撞擊後局部氣機不暢，血行阻滯，留而成瘀。所以治療當以活血化瘀、行氣止痛、利水消腫、清熱解毒為主。

治療跌打損傷的藥酒有內服的，也有外用的，但要注意，如果皮膚有破傷，不可外用。製備對症藥酒常用的中藥有玫瑰花、紅花、丁香、赤芍、三七、鳳仙花等。

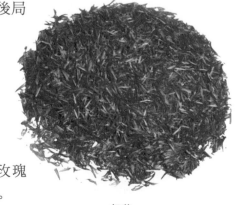

紅花

複方紅花酒

活血化瘀、溫經通絡，主治跌打扭傷、經閉腹痛等症。

   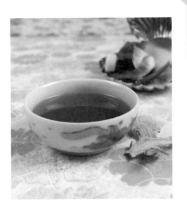

口服　　塗抹　　口服每天 3 ～ 4 次，
　　　　　　　　塗抹無固定次數

配方 紅花 100 克，當歸、赤芍、肉桂各 50 克，低度白酒 1,500 毫升。

製法 將所有藥材搗末，置於容器中，添加白酒，每天振搖 1 ～ 2 次，密封浸泡 10 ～ 15 天，去渣留液即可。

用法 口服、塗抹。口服每天 3 ～ 4 次，每次 10 ～ 20 毫升，也可塗抹於跌打扭傷未破處。

玫瑰紅花酒

活血化瘀止痛，主治跌打損傷、瘀血疼痛等症。

口服溫飲　　每天 2 次

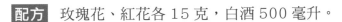

配方 玫瑰花、紅花各 15 克，白酒 500 毫升。

製法 將所有藥材切碎，置於容器中，添加白酒，每天振搖 1 ～ 2 次，密封浸泡 15 天，去渣留液即可。

用法 口服溫飲。每天 2 次，每次 20 ～ 30 毫升。

鳳仙歸尾酒

　　祛風活血、消腫止痛，主治跌打損傷、血脈不利、骨折疼痛異常等症。

口服

每天 2 ～ 3 次

配方　鳳仙花 90 克，當歸尾 60 克，白酒 1,500 毫升。

製法　將所有藥材研粗末，置於容器中，添加白酒，每天振搖 1 ～ 2 次，密封浸泡 7 天，去渣留液即可。

用法　口服。每天 2 ～ 3 次，每次 20 毫升。

少林八仙酒

　　活血化瘀、通絡止痛，主治跌打損傷、瘀血疼痛、紅腫不消等症。

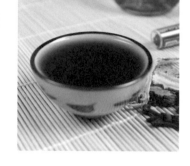

口服　　　每天 1 次

配方　丁香、當歸各 30 克，川芎、紅花各 20 克，三七 15 克，鳳仙花、蘇木各 45 克，烏梢蛇 25 克，白酒 2,500 毫升。

製法　將所有藥材研粗末，置於容器中，添加白酒，每天振搖 1 ～ 2 次，密封浸泡 60 天，去渣留液即可。

用法　口服。每天 1 次，每次 15 毫升。

二花白礬酒

消腫止痛，主治跌打損傷。

敷用　　隔 1 天 1 次或每天 1 次

配方　紅花、鳳仙花各 50 克，白礬少許，白酒 1,000 毫升。

製法　將紅花、鳳仙花、白礬研至粗碎，置於容器中，添加白酒，密封浸泡 1 ～ 2 天，去渣留液即可。

用法　外用濕敷。隔 1 天 1 次或每天 1 次，每次用紗布浸酒敷腫脹處，保持紗布濕潤。

7 閃挫扭傷

　　閃挫扭傷多指因外力而使肢體和關節周圍的筋膜、肌肉和韌帶過度扭曲，引起局部肌肉疼痛、腫脹、酸楚，以至於活動受限。中醫認為閃挫扭傷是由於局部氣血澀滯不行、風寒濕邪內侵所導致，治療當以舒筋活絡、活血化瘀、祛風散寒為主。

　　藥酒對閃挫扭傷有很好的效果，內服、外用都可以。常用的泡酒中藥有赤芍、紅花、威靈仙、大黃、澤蘭、肉桂等。但要注意，如果皮膚有外傷破損或明顯出血，則不宜外用藥酒。如果配合適當的按摩推拿，祛瘀止痛效果會更好。

赤芍當歸酒

活血化瘀、消腫止痛、舒經活絡，主治軟組織損傷。

塗抹

每天 1 次

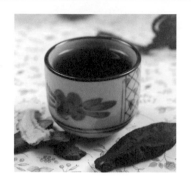

配方 赤芍 40 克，當歸、生地黃、澤瀉、澤蘭、川芎、桃仁各 25 克，劉寄奴、紅花、蘇木各 20 克，土鱉蟲 12 克，三七 3 克，白酒 3,000 毫升。

製法 將所有藥材置於酒罈中，加入白酒，密封，浸泡 2 週後，過濾去渣，取出澄清液即可。

用法 塗抹。將配好的藥酒蘸少許塗於按摩部位，根據傷情及患者體質，循經取穴，靈活選用不同手法，反覆推拿按摩。每天 1 次，5 次為 1 個療程。

舒筋活絡酒

消腫止痛，主治急性軟組織損傷。

塗抹

每天 3 次

配方 生大黃、山梔各 20 克，生半夏、白芷各 12 克，當歸 16 克，川芎、紅花、薑黃、三七各 10 克，陳皮、樟腦各 6 克，白酒 1,500 毫升。

製法 將所有藥材置於容器內，加入白酒，密封，浸泡 1 個月後即可啟用。

用法 塗抹。用時以藥棉蘸藥酒塗抹患處，每天塗 3 次，8 天為 1 個療程。

參胡杜仲酒

益氣溫經、理氣止痛，主治挫、扭傷筋不能屈伸。

   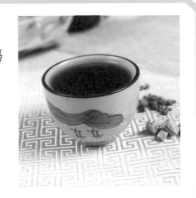

口服　　　　塗抹　　　　口服每天 3 次，
　　　　　　　　　　　　塗抹每天 2 次

配方　黨參、延胡索、木香、肉桂、杜仲、小茴香各 60 克，白酒或 75% 酒精各適量。

製法　將藥材一同研細末備用。

用法　口服、塗抹。口服每次取藥末 1 克用白酒適量送服，每天 3 次。外用揉擦，每取藥末 1 克用 75% 酒精 50 毫升調勻，揉擦患處半小時，每天揉擦 2 次。

• •

閃挫止痛酒

祛瘀消腫，主治閃挫傷，以及受傷後引起的腫脹疼痛、活動障礙等。

  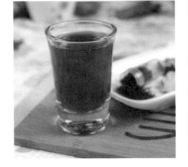

敷用　　　　無固定次數

配方　當歸 6 克，川芎 3 克，紅花、茜草、威靈仙各 2 克，白酒 50 毫升。

製法　將所有藥材搗碎，置於容器中，加入白酒，密封，浸泡 7 天後，過濾去渣即成。

用法　敷用。取藥汁敷傷處。

注意　有明顯出血現象者，不宜使用本藥酒。

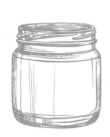

第六章
肺主皮毛，
呼吸好才能百病不侵

1 感冒

感冒以頭痛、鼻塞、流鼻涕、發熱怕冷等為主要表現，臨床主要分為「風寒」和「風熱」兩類。中醫認為感冒是由風邪侵襲所導致，治療當以解表祛風、發散外邪為主。製備對症藥酒的常用中藥，風寒感冒可以選用防風、生薑、蔥白、淡豆豉等，風熱感冒則可選用桑葉、菊花、連翹等。

茶葉薑汁酒

祛風散寒解表，主治風寒感冒。

口服　　無固定次數

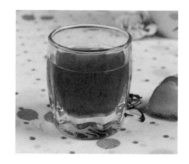

配方 紅茶 5 ～ 10 克，生薑汁 3 克，白酒 150 毫升。

製法 紅茶加清水，小火煎熬 5 分鐘，置於容器中，添加白酒，再加入生薑汁混勻即可。

用法 口服。不拘時隨量飲用。

桑菊酒

　　疏風清熱，主治風熱犯肺、氣管炎、呼吸道感染，以及外感風熱引起的咳嗽初起、口微渴、咳嗽鼻塞較重、發熱不重等症。

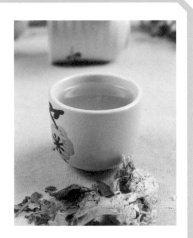

口服　　每天 2 次

配方　桑葉、菊花、連翹、杏仁各 30 克，薄荷、甘草各 10 克，蘆根 35 克，橘梗 20 克，米酒 2,000 毫升。

製法　將所有藥材加工成粗顆粒，用細紗布袋裝盛，紮緊口。米酒倒入罈中，放入藥袋，加蓋密封，置於陰涼乾燥處，經常搖動，5 天後開封，去藥袋，濾過留液即可。

用法　口服。每天 2 次，每次 15 毫升。

. . . .

薑蒜檸檬酒

　　祛風散寒，主治風寒感冒。

口服　　每天 2 次

配方　生薑、大蒜各 100 克，檸檬 1 顆，蜂蜜 50 毫升，白酒 800 毫升。

製法　先將大蒜蒸 5 分鐘後切薄片，檸檬去皮後切薄片，生薑切薄片，與蜂蜜一起盛入容器中，加入白酒密封，浸泡 3 個月後，過濾去渣，即可飲用。

用法　口服。每天 2 次，每次 30 毫升，不可過量飲用。

防風蒼耳酒

　　防風有解表祛風、勝濕、止痙的功效。常用於感冒頭痛、風濕痺痛、風疹搔癢、破傷風等。蒼耳子有散風除濕、通鼻竅的功效。常用於風寒頭痛、鼻淵流涕、風疹搔癢、濕痺拘攣等。二者同用，有很好的祛風散寒解表功效，主治外感風寒。

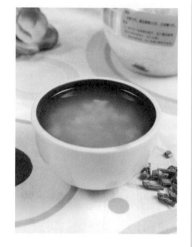

口服

每天 2 次

配方　防風 50 克，蒼耳子 10 克，糯米 1,000 克，酒麴末 150 克。

製法　將防風、蒼耳子研至粗碎，置於容器中，加清水 3 升，大火煎取 2 升，去渣留液。加入糯米、酒麴末攪勻，密封，置於陰涼乾燥處，常規釀酒，酒熟後去糟留液即成。

用法　口服。每天 2 次，每次 20 ～ 30 毫升。

注意　蒼耳子有小毒，本酒不宜多服久服。

2 支氣管炎

　　支氣管炎是指氣管、支氣管黏膜及其周圍組織的慢性炎症，以長期咳嗽、咳痰或伴有喘息及反覆發作為特徵。

　　中醫認為支氣管炎的病因有內因和外因兩方面，外因為感受六淫之邪，侵襲肺系，肺失宣肅；內因則由臟腑功能失調，內邪干犯，或肺本自虛，復感外邪而致肺不主氣，肅降無權，氣逆而咳。治療當以祛風止咳、理氣化痰為主。製備對症藥酒宜選用的中藥有杏仁、紫蘇子、橘紅、蒼耳子、甘草等。

紫蘇陳皮酒

　　散寒燥濕、理氣化痰，主治受寒咳嗽、痰多色白、胸腹脹滿、慢性支氣管炎等症。

口服

每天 2 次

配方　紫蘇葉 9 克，陳皮 12 克，白酒 120 毫升。

製法　紫蘇葉晾乾，與陳皮同置於容器中，添加白酒，小火煮取 60 毫升，去渣留液即可。

用法　口服溫飲。每天 2 次，每次 30 毫升。

蒼耳咳喘酒

　　祛風止咳，主治慢性支氣管炎。

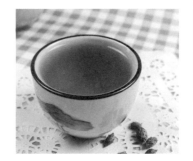

口服溫飲

每天 2 次

配方　蒼耳子 500 克，辛夷 300 克，白酒 500 毫升。

製法　將蒼耳子炒黃、軋碎，與辛夷一同置於容器中，加冷開水 1,000 毫升，浸泡 4～6 小時。加入白酒，溫浸（60～80℃）2天，去渣留液。藥渣再加適量水，小火煎煮 30 分鐘，過濾留液。混合所有濾液，靜置 12～24 小時，去渣留液，加冷開水至 1,000 毫升即可。

用法　口服。每天 2 次，每次空腹服用 10～20 毫升。

注意　蒼耳子有小毒。本酒不宜多服久服。

杏仁蘇子酒

　　杏仁有止咳平喘、潤腸通便作用；蘇子有降氣消痰、平喘、潤腸的功效；陳皮、半夏、茯苓能燥濕化痰，理氣和胃；甘草益氣補中、袪痰止咳。諸藥與酒合用，有降氣平喘、燥濕化痰、理氣和胃的功效，適用於寒濕侵襲、肺氣不宣引起的咳嗽多痰、痰稀色白、胸悶不舒，以及慢性支氣管炎等。

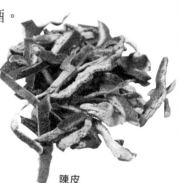

配方　杏仁、蘇子各 20 克，陳皮、半夏、甘草各 10 克，茯苓 15 克，白酒 1,000 毫升。

口服　　　每天 2 次

製法　將所有藥材粉碎成粗末，裝入細紗布袋內，紮緊口，放入容器中，倒入白酒。密封，浸泡 5 ～ 7 天，啟封，去藥袋，留液即可。

用法　口服。每天 2 次，每次 10 ～ 15 毫升。

注意　熱痰咳嗽者不宜飲用。

陳皮

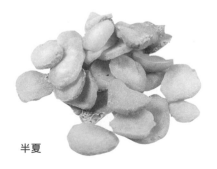

半夏

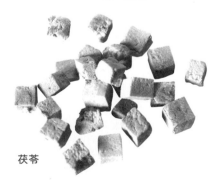

茯苓

橘紅酒

　　理氣散寒、化痰止嗽，適用於肺脾不和、濕痰久蘊而引起的喘嗽久痰，每逢感寒即復發不癒者，即可輔飲此酒。也適用於長年慢性氣管炎，哮喘病之寒濕偏盛者。

口服　　　每晚睡前服用 1 次

配方 橘紅 30 克，白酒 500 克。
製法 將橘紅研至粗碎，浸入白酒中，密封浸泡 7 天即可飲用。
用法 口服。每晚睡前服用 1 次，每次 10 ～ 15 毫升。
注意 每次不可多飲，多飲反助濕邪，會加重症狀。

3 哮喘

　　哮喘的主要特點是突然發作，呼吸急促，喉間哮鳴。中醫認為，哮喘與肺、脾、腎三臟相關，治療當以暢肺氣、補腎氣、健脾氣為主，同時要化痰涎。

　　由於哮喘有不同分期，不同辨證，治療還需要依具體情況來對待。在急性期，若咳痰清稀，色白身冷，為寒性哮喘，應溫肺化痰；痰稠色黃，面紅身熱，為熱性哮喘，應清肺化痰。在緩解期常見四肢不溫，氣短懶言，食少消瘦，為肺脾腎氣虛，應健脾補腎益肺。

　　製作藥酒應根據不同辨證選用對症的中藥，常用的有五味子、核桃仁、葶藶子、紫蘇子、萊菔子等。

葶藶酒

　　葶藶子有瀉肺平喘、行水消腫的功效，此酒可逐飲瀉水，瀉肺定喘。主治咳嗽氣喘、痰多、脘肋痞滿等症。

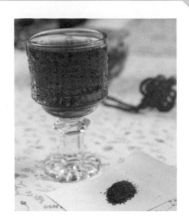

口服　　
每天 2 次

配方　葶藶子 100 克，白酒 500 毫升。

製法　將葶藶子搗碎，裝入白細布袋，置於容器中，加入白酒，密封。浸泡 3 天後即可取用。

用法　口服。每天 2 次，每次 20 毫升。

注意　凡肺虛喘促、脾虛腫滿、氣虛小便不利、體質虛弱者忌服。

蘇芥三子酒

　　降氣化痰、止咳平喘，主治咳嗽喘息、胸悶氣逆、痰涎壅盛等症。

口服　　
每天 2 次

配方　紫蘇子 60 克，白芥子、萊菔子各 20 克，米酒 500 毫升。

製法　將所有藥材炒香，研末，置於容器中，添加米酒，每天振搖 1～2 次，密封浸泡 7 天，去渣留液即可。

用法　口服。每天 2 次，每次空腹服用 10～15 毫升。

注意　氣虛久咳、脾虛便溏者忌服。

牛膝五味酒

　　攝納腎氣、止喘降逆，適用於呼吸急促、氣道阻塞、提不能升、咽不能降、呼吸不相接之喘。此方是錢仲陽六味地黃丸減茯苓、丹皮、澤瀉，加補骨脂、淮牛膝、五味子、核桃仁，補中有收，有納，對於老人喘息，屬虛而又非一派陽弱者可用。

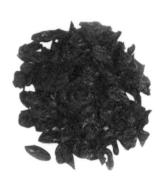

 口服　　 每晚 1 次

配方　淮牛膝 30 克，五味子 15 克，補骨脂 50 克，核桃仁 100 克，熟地黃、山萸肉各 24 克，山藥 40 克，白酒 2,500 毫升。

製法　將所有藥材放入容器中，加入白酒浸泡，密封 1 個月，然後開啟，過濾去渣，即可飲用。

用法　口服。每晚 1 次，睡前飲用，每次 10 毫升。

山萸肉

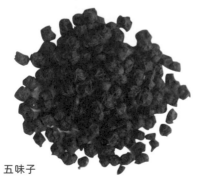

五味子

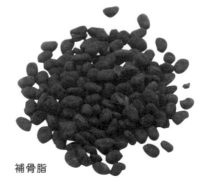

補骨脂

芝麻胡桃酒

補腎納氣平喘、活血潤燥通經，主治腎虛肺燥喘咳、腰痛腳軟、陽痿遺精、小便頻數、大便燥結、肺陰虛、乾咳少痰等症。

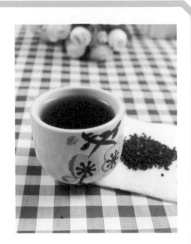

口服溫飲　　　每天 2 次

配方　黑芝麻、核桃仁各 25 克，白酒 500 毫升。

製法　將黑芝麻、核桃仁洗淨，置於容器中，添加白酒，每天振搖 1 ～ 2 次，密封浸泡 15 天，去渣留液即可。

用法　口服溫飲。每天 2 次，每次 15 毫升。

注意　痰火積熱、陰虛火旺者及脾虛便溏者忌服。

4 寒涼咳嗽

寒涼咳嗽主要是由於感染風寒所導致，一般表現為咳嗽聲重，頭痛身熱，初起咳嗽痰稀或白黏，或兼有鼻塞流鼻涕、頭痛，舌苔一般比較薄而且發白。

酒本身具有散寒功效，所以適當飲用藥酒對緩解寒涼咳嗽有很好的效果。製備對症藥酒的材料宜選用有辛溫散寒或止咳化痰作用的，比如紫蘇、麻黃、桂枝、羌活、細辛等。

宣肺止咳酒

辛溫解表、宣肺止咳，可以治療風寒感冒引發的咳嗽，對感冒頭痛、惡寒發熱、流涕等症狀有一定的效果。

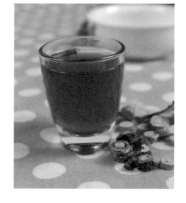

口服

每天早晚各 1 次

配方 黃耆 10 克，當歸、防風各 6 克，柴胡、甘草、前胡、獨活、羌活、川芎、黨參、枳殼、桔梗各 5 克。

製法 將全部中藥裝入紗布袋，放入寬口玻璃瓶中，加入白酒，浸泡 3 天，每天搖 1 次即成。

用法 口服。每天早晚各 1 次，每次 20 毫升。

- -

紫蘇紅棗酒

紫蘇子降氣消痰平喘，紫蘇莖葉有發汗散邪作用，陳皮理氣健脾化痰，紅棗補中益氣。諸藥與米酒共用，具有理氣寬胸、降逆下氣的功效，對寒邪喘咳有治療功效。

口服

每天 2 次

配方 炒紫蘇子 15 克，紫蘇莖葉 50 克，陳皮 10 克，紅棗 20 枚，米酒 1,500 毫升。

製法 將所有中藥和米酒一起，放入砂鍋中煎煮至 800 毫升，取汁裝瓶備用。

用法 口服。每天 2 次，每次 30 ～ 50 毫升。

注意 肺虛久咳者不宜服用。

散寒止嗽酒

　　紫蘇解表散寒，乾薑溫肺散寒，荳蔻仁溫中行氣，其他藥則化痰清肺，下氣止咳。諸藥與酒合用，有袪風散寒、止嗽化痰平喘的功效，適用於寒涼咳嗽，伴有氣喘、鼻塞流清涕、喉癢聲重、痰稀色白、頭痛發熱者。

口服

每天早、晚
各 1 次

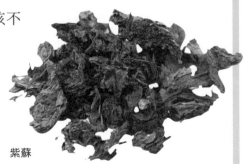

配方　全紫蘇 60 克，瓜蔞皮、浙貝母、半夏、枳殼、百部、桔梗、桑白皮、枇杷葉、杏仁、茯苓各 15 克，陳皮、乾薑各 30 克，細辛、荳蔻仁、五味子、甘草各 75 克，白酒 2,500 毫升。

製法　將所有藥材一同搗碎，裝入細紗布袋中，紮緊口，置入容器內，倒入白酒浸泡，密封，隔天振搖一次，12 天後開封，棄去藥渣，過濾即可飲用。

用法　口服。每天早、晚各 1 次，每次 30 ～ 50 毫升。

注意　屬陰虛咳嗽，即表現為久咳不止、痰黏而少、痰中帶血絲、咳聲嘶啞、口燥咽乾的人不宜飲用。

紫蘇

通宣理肺酒

　　麻黃發汗散寒、宣肺平喘，杏仁有止咳平喘的功效，可以治療肺病、咳嗽等疾病，甘草補脾益氣、清熱解毒、祛痰止咳，還能調和諸藥。本方可以用來疏風散寒、宣肺止咳，治療風寒咳嗽效果較好。

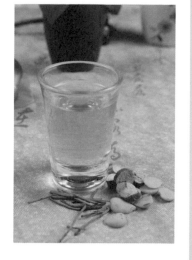

口服

每天早晚各 1 次

配方　麻黃、甘草各 10 克，杏仁 30 克，白酒 500 毫升。

製法　將以上中藥裝入布袋，置入容器中，倒入白酒浸泡 3 天，每天搖 1 次即成。

用法　口服。每天早晚各 1 次，每次 20 毫升。

5 肺燥咳嗽

　　肺燥咳嗽是由於肺虛液少或燥邪傷肺所導致的咳嗽，表現為咳嗽痰少、喉中聲啞、煩渴引飲、大便祕澀、肌膚枯燥等症狀。對於肺燥咳嗽，藥酒調養當以下氣補虛消痰為主。製備對症藥酒常選的藥材有紫蘇子、核桃肉、雪梨、桑白皮等。

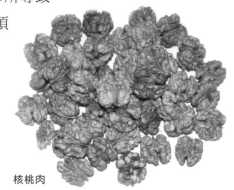
核桃肉

二參麥門冬酒

西洋參有補氣養陰、清熱生津的功效，常用於氣虛陰虧、內熱、咳喘痰血、虛熱煩倦、消渴、口燥咽乾等症。沙參有養陰潤肺、益胃生津的作用，常用於陰虛肺燥或熱傷肺陰所導致的乾咳痰少、咽喉乾燥等症；也用於熱傷胃陰或陰虛津虧所導致的口乾咽燥、舌紅少苔、大便乾結等症。麥門冬有養陰生津、潤肺清心的作用，常用於肺燥乾咳、虛癆咳嗽、津傷口渴、心煩失眠、內熱消渴、腸燥便祕、咽白喉等症。三者與酒合用，有很好的補氣養陰、清熱潤肺、止咳功效，適用於肺陰虛咳嗽、煩渴等症。

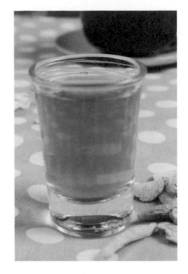

 口服　　 每晚 2 次

配方　西洋參 36 克，沙參、麥門冬各 24 克，黃酒 1,000 毫升。

製法　將西洋參、沙參切片，麥門冬搗碎，一同置於砂鍋內，加入黃酒，小火煮沸 5 分鐘離火，冷卻後放入玻璃瓶中密閉浸泡，7 天後再加入 200 毫升涼開水調勻即可。

用法　口服。每天 2 次，每次 10 ～ 20 毫升。

注意　虛寒便溏者忌服。

雪梨酒

　　清熱化痰，對肺燥咳嗽有緩解作用，適用於乾咳無痰，伴有鼻燥咽乾者，以及便祕者。

口服　　　　無固定次數

配方　雪梨 500 克，白酒 1,000 毫升。

製法　將雪梨洗淨去皮核，切小塊，放入酒罈內，加白酒密封浸泡，隔 2 天攪拌 1 次，浸泡 7 天即成。

用法　口服。不拘時隨量飲用，但一般每次 20 毫升為宜。

桑白皮酒

　　瀉肺平喘，適用於肺熱咳喘痰多等症。

口服　　　每天 3 次

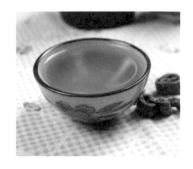

配方　桑白皮 200 克，白酒 1,000 毫升。

製法　將桑白皮切碎，放入容器中，加入白酒，密封，置於陰涼處，每天搖動 1 ～ 2 次，7 天後即可開封飲用。

用法　口服。每天 3 次，每次 15 毫升。

注意　肺寒咳嗽者忌用。肺寒咳嗽表現為受寒後乾咳，可能伴有流清涕、打噴嚏、喘、氣短、喉癢，或痰少稀白、呈泡沫狀，或發熱、怕冷、手足涼等症狀。

紫蘇子酒

紫蘇子有止咳平喘、降氣消痰的功效，與黃酒同用，對肺氣上逆而致的咳嗽，以及慢性氣管炎、喘急性支氣管炎、胸悶短氣等症有效。

口服

每天 2 次

配方 紫蘇子 60 克，黃酒 2,000 毫升。

製法 將紫蘇子微炒，然後裝入紗布袋中，置於容器內，加入黃酒，密封浸泡 7 天，每天搖 1 次。7 天後撈出藥袋不用，留液即可。

用法 口服。每天 2 次，每次 10 毫升。

注意 脾虛便溏者、體弱者忌用，凡熱性咳喘的人也不宜服用。

6 久咳不癒

咳嗽時間在 8 週或 8 週以上稱為慢性咳嗽，也就是久咳不癒。慢性咳嗽的病因相當複雜，常見原因有慢性支氣管炎、支氣管異物、支氣管擴張、支氣管結核、過敏性咳嗽、心理性咳嗽、早期氣道腫瘤等。

中醫認為久咳不癒多因肺熱傷陰所導致，治療當以生津潤肺止咳、理氣舒鬱、消痰利膈為主。製備對症藥酒常用的中藥有香櫞、川貝母、百部、冰糖等。

百部酒

　　潤肺下氣、止咳殺蟲，無論外感、內傷、暴咳、久嗽，皆可用之。對一切新久咳嗽、百日咳、肺癆咳嗽等都有較好的治療作用。

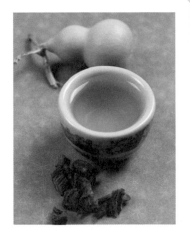

 口服　 每天 2 次

配方　百部 100 克，白酒 1,000 毫升。

製法　將百部切薄片，略炒後與白酒同置於容器中，密封，浸泡 7 天後，過濾去渣即成。

用法　口服。每天 2 次，每次 10 ～ 30 毫升，或隨量飲用。

注意　忌食辛辣、魚蝦等刺激性食物。

- -

葡萄冰糖酒

　　葡萄有一定的抗毒殺菌作用，可以提高免疫力，冰糖可以生津潤肺止咳。二者泡酒飲用，味道清爽，主治慢性咳嗽反覆發作、痰多等症。

 口服　 每天 1 次

配方　鮮葡萄、冰糖各 500 克，白酒 500 毫升。

製法　將以上原料混勻，置於容器中，每天振搖 1 ～ 2 次，密封浸泡 15 天，去渣留液即可。

用法　口服。每天 1 次，每次睡前服用 15 ～ 20 毫升。

香櫞川貝酒

　　香櫞有理氣、舒鬱、消痰、利膈的功效，常用來治胃痛脹滿、痰飲咳嗽氣壅、嘔噦少食等症。川貝母清熱潤肺，化痰止咳，用於肺熱燥咳，乾咳少痰，陰虛勞嗽，咯痰帶血。桔梗宣肺、利咽、祛痰、排膿。三者與酒共用有很好的止咳化痰功效。適用於經久咳嗽有痰者。

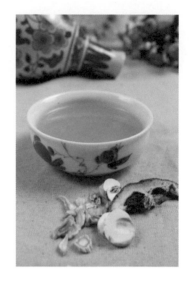

口服

每天早、中、晚各 1 次

配方　香櫞 100 克，川貝母 30 克，桔梗 15 克，米酒 1,500 毫升。

製法　將所有藥材物加工搗碎，用細紗布袋盛，紮緊袋口，放入淨罈中，加入米酒，蓋緊密封，置於陰涼乾燥處。隔天搖動 1 次，14 天後開封，去掉藥袋，過濾留液即可。

用法　口服。每天早、中、晚各 1 次，每次空腹服用 15 ～ 20 毫升。

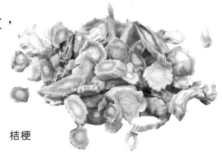

桔梗

香櫞蜜酒

理氣化痰止咳，可治療久咳。

口服

每天 2 次

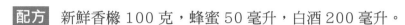

配方　新鮮香櫞 100 克，蜂蜜 50 毫升，白酒 200 毫升。

製法　將新鮮香櫞洗淨，切碎，加水 200 毫升，放鋁鍋內煮爛後，加蜂蜜及白酒至煮沸停火。待涼後裝入瓶中，密閉儲存，1 個月後即可飲用。

用法　口服。每天 2 次，每次 15 ～ 20 毫升。

7 虛勞咳嗽

　　虛勞咳嗽，是因肺傷胃弱、腎氣不足、營衛衰微、氣不溫充而產生的病症。症狀主要表現為人較虛弱，咳嗽無力，痰也較少。中醫認為肺主氣，肺臟勞傷，則令人咳嗽上氣。因此治療當以滋肺益腎、滋陰補氣、止咳化痰為主。製備對症藥酒宜選擇有溫腎益肺補氣作用的藥材，如人參、蛤蚧、黨參、黃耆、冬蟲夏草等。

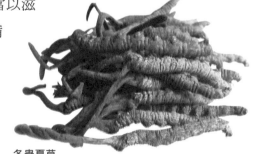

冬蟲夏草

人參蛤蚧酒

　　人參大補元氣、補脾益肺、生津止渴；蛤蚧能補腎陽、益精血、補肺氣、定喘嗽。二者泡酒，有補肺益腎、止咳平喘的功效。主治久咳肺腎兩虛、咳嗽氣短、動則喘甚、言語低微、心煩不安、身疲乏力、心悸氣短、身體羸弱、面目浮腫等症。

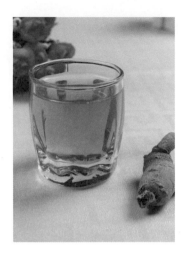

口服

每天 2 次

配方　人參 9 克，蛤蚧 1 對，低度白酒 1,000 毫升。

製法　將人參、蛤蚧焙乾打碎，置於容器中，添加白酒，每天振搖 1 ～ 2 次，密封浸泡 7 天，去渣留液即可。

用法　口服。每天 2 次，每次空腹服用 20 毫升。

注意　風熱、風寒、痰實咳嗽者忌服。

蟲草酒

　　滋肺益腎、止咳化痰，適用於肺結核、勞咳痰血、盜汗、陽痿遺精，或年老衰弱之慢性咳喘、病後久虛不復等，久服效佳。

口服

每天 1 次

配方　冬蟲夏草 20 克，白酒 1,000 毫升。

製法　取冬蟲夏草，碾碎，浸入白酒中，封蓋瓶口，每天搖晃 1 ～ 2 次，15 天後開啟，取汁即可。

用法　口服。每天 1 次，每次 10 ～ 15 毫升。飲完藥酒後，可以再續加白酒浸泡。

紅棗桃杏酒

　　補肺益腎、止咳平喘，適用於肺腎兩虛之咳嗽氣喘。

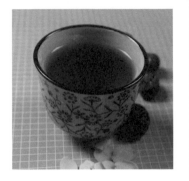

口服　　　　每天 2 次

配方　紅棗 60 克，核桃仁、甜杏仁、酥油各 30 克，蜂蜜 80 克，白酒 1,500 毫升。

製法　將紅棗、核桃仁搗碎，甜杏仁浸泡後去皮尖，小火煮 4 ～ 5 沸，曬乾並搗碎。將酥油、蜂蜜放入容器中，加白酒溶解，再加入前三味藥，每天振搖 2 次，密封浸泡 7 天，去渣留液即可。

用法　口服。每天 2 次，每次空腹服用 20 毫升。

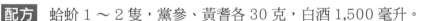

蛤蚧參耆酒

　　補肺益腎、止咳平喘，適用於肺腎氣虛之咳嗽氣喘者。

口服　　　　每天 1 ～ 2 次

配方　蛤蚧 1 ～ 2 隻，黨參、黃耆各 30 克，白酒 1,500 毫升。

製法　將蛤蚧、黨參、黃耆浸於白酒中，密封瓶口，經常晃動，30 天後可以服用。

用法　口服。每天 1 ～ 2 次，每次 10 ～ 20 毫升。

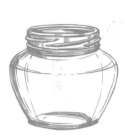

第七章
腎是氣血之本，
養生先得養腎

1 腎虛

　　腎虛是指腎的精、氣、陰、陽虛衰不足，又可分為腎陰虛和腎陽虛，腎陰虛表現為腰膝酸軟，五心煩熱；腎陽虛表現為腰膝酸軟，畏寒肢冷。當人發生腎虛時，會導致身體的免疫能力降低。

　　調理腎虛常見的中藥有黨參、熟地黃、枸杞、荔枝肉、遠志、巴戟天、肉蓯蓉、黑芝麻、杜仲等。

杜仲芝麻酒

　　補肝腎、益精血、強筋骨，適用於肝腎不足之腰腿酸軟、筋骨萎弱、頭暈目眩等症。

口服　　每天 2 次

配方 炒黑芝麻、杜仲、淮牛膝各 30 克，丹參、白石英各 15 克，白酒 1,250 毫升。

製法 將所有藥材搗成粗末，全部裝入紗布袋內，紮緊口，放入容器中，倒入白酒，搖動均勻，密封浸泡 7 ～ 10 天，啟封後濾去藥渣，澄清裝瓶備用。

用法 口服。每天 2 次，每次 10 ～ 20 毫升。

巴戟熟地酒

　　補腎壯陽、長肌肉、悅容顏，主治腎陽久虛、陽痿早洩、腰膝酸軟等症。

口服溫飲

每天早、晚
各 1 次

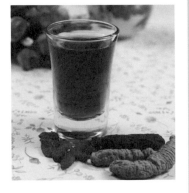

配方 巴戟天、甘菊花各 60 克，熟地黃 45 克，枸杞、蜀椒各 30 克，製附子 20 克，白酒 2,500 毫升。

製法 將所有藥材一起搗為粗末，放入容器中。倒入白酒，密封浸泡。5 天後開取，過濾去渣即可。

用法 口服溫飲。每天早晚各 1 次，每次空腹服用 10 ～ 20 毫升。

蓯蓉補益酒

　　補肝益腎，主治肝腎虛損、腰腳軟弱無力、頭昏目眩、神志恍惚等症。

口服

每天早晚各 1 次

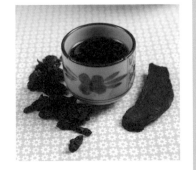

配方 肉蓯蓉 90 克，肉荳蔻 15 克，山萸肉 45 克，白酒 1,500 毫升。

製法 將所有中藥一同搗碎，置於瓶中，加入白酒，封口，每天搖晃 1 ～ 2 次，浸泡 7 天後即可取用。

用法 口服。每天早晚各 1 次，每次空腹溫飲 25 毫升。

補腎壯陽酒

補腎壯陽、養肝填精、健脾和胃、延年益壽，主治腎虛陽痿、腰膝無力、血虛心悸、頭暈眼花、遺精早洩、氣虛乏力、面容萎黃、食慾不振及中虛呃逆、泄瀉等症。

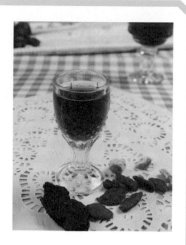

口服

每天早晚各 1 次

配方　老條黨參、熟地黃、枸杞各 20 克，沙苑子、淫羊藿、公丁香各 15 克，遠志 10 克，沉香 6 克，荔枝肉 10 顆，白酒 1,500 毫升。

製法　將所有藥材搗成細碎，裝入布袋，置於容器中，加入白酒，密封，置於陰涼乾燥處。經過 3 個晝夜後，打開封口，蓋一半，再置於小火上煮數百沸，取下稍冷後加蓋，再放入冷水中拔出火毒。密封後放乾燥處，21 天後開封，過濾去渣即成。

用法　口服。每天早晚各 1 次，每次空腹溫服用 10 ～ 20 毫升。

注意　陰虛火旺者慎用；禁與鬱金同服。

2 遺精

遺精指的是沒有性活動而精液自動流出，常由濕熱內蘊、心脾不足、腎氣虧虛或瘀血敗精阻滯所導致。治療當以健脾益腎固精為主，可選用健脾養心、補腎益氣、清熱利濕作用的中藥。製備對症藥酒常用的藥材有肉桂、山萸肉、鎖陽、肉蓯蓉、巴戟天、枸杞、首烏、牡蠣、菟絲子、五味子等。

菟絲五味子酒

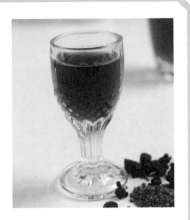

　　補益肝腎、養心安神、收斂精氣，適用於肝腎虧虛、腰膝酸痛、眩暈遺精、失眠、神經衰弱（屬肝腎虧虛者）等症。

口服

每天 2 次

配方 菟絲子、五味子各 30 克，白酒 500 毫升。

製法 將菟絲子與五味子放入容器，加入白酒，密封，浸泡 7 天即可服用。

用法 口服。每天 2 次，每次 20 ～ 30 毫升。

- -

金鎖固精酒

口服

每天 2 次

　　補腎澀精，主治遺精滑洩、神疲乏力、腰酸耳鳴等症。

配方 龍骨、牡蠣各 30 克，沙苑子 20 克，芡實、蓮鬚各 15 克，白酒 1,000 毫升，冰糖 80 克。

製法 將以上各藥共碎成粗末，裝入紗布袋中，紮緊袋口，放入酒罈內，加白酒密封浸泡 15 天後，開封濾去藥渣。將冰糖熬成糖汁加入已過濾的酒中即成。

用法 口服。每天 2 次，每次 10 毫升。

注意 有濕熱蘊結下焦者忌服。

生地首烏酒

補肝益腎，主治肝腎不足之眩暈、乏力、消瘦、腰痛、遺精、健忘、鬚髮早白等症。

  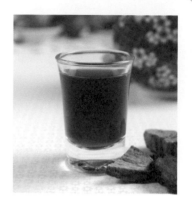

口服　　　無固定次數

配方　首烏 50 克，生地黃 100 克，白酒 1,500 毫升。

製法　將所有藥材切碎，放入罈中，將白酒注入罈內，攪勻後封閉浸泡。10 天後即可開罈，濾去藥渣飲用。

用法　口服。可隨量飲用，通常每次以 10 ～ 15 毫升為宜。

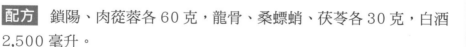

鎖陽蓯蓉酒

補腎溫陽、固腎精，主治腰酸、陽痿、早洩、便溏等症。

口服　　　每天早晚各 1 次

配方　鎖陽、肉蓯蓉各 60 克，龍骨、桑螵蛸、茯苓各 30 克，白酒 2,500 毫升。

製法　將所有中藥搗碎，裝入細紗布袋，紮緊口置於容器中，加白酒密封，置陰涼處，隔天搖動數下。49 天後開封，去藥袋，濾出酒液即可。

用法　口服。每天早晚各 1 次，每次空腹服用 10 ～ 20 毫升。

山茱萸酒

補益肝腎、收斂固澀，適用於腎虛腰痛、遺精、體虛多汗等症。

 口服　　 每天早晚各 1 次

配方　山萸肉 60 克，米酒 500 毫升。

製法　將山萸肉放入容器中，加入米酒，以小火加熱至沸，等待至冷卻，密封置陰涼處，經常搖動，7 天後即可飲用。

用法　口服。每天早晚各 1 次，每次 50 毫升。

3 早洩

早洩指的是性交時，陰莖進入陰道之前，或剛剛進入陰道時即射精的現象。中醫認為，早洩與腎失封藏、肝失疏洩、心脾兩虛、心腎不交有關，治療當以健脾疏肝、補腎固精、交通心腎為主。製備對症藥酒常用的中藥有枸杞、生地黃、人參、仙靈脾、金櫻子、芡實、蛤蚧、菟絲子等。

蛤蚧菟絲酒

補腎、壯陽、固精，主治陽痿、遺精、早洩、腰膝酸困、精神萎靡等症。

 口服　　 每天 2 次

配方　蛤蚧 1 對，菟絲子、淫羊藿各 30 克，龍骨、金櫻子各 20 克，沉香 3 克，白酒 2,000 毫升。

製法　先將蛤蚧去掉頭足，研至粗碎；其餘 5 味藥材加工搗碎，與蛤蚧一同入布袋，置於容器中，加入白酒，密封，每天振搖數下，浸泡 20 天後，過濾去渣即成。

用法　口服。每天 2 次，每次 15 ～ 30 毫升。

靈仙補腎酒

壯陽固精、健筋骨、補精髓，適用於陽痿、滑精、早洩、性功能低下、肢冷畏寒、精神萎靡、倦怠乏力、中老年體衰綜合症等。

口服

每天 2 次

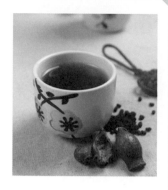

配方　仙靈脾、金櫻子各 60 克，補骨脂、當歸、菟絲子各 30 克，淮牛膝、川芎、巴戟天、小茴香、肉桂、杜仲各 15 克，沉香 8 克，白酒 4,000 毫升。

製法　將小茴香、補骨脂炒至略黃，與其他藥物共裝入紗布袋中，紮口，置於酒罈內，注入白酒，封口。浸泡 30 天後去渣取液即可。

用法　口服。每天 2 次，每次 10 ～ 20 毫升。

沙苑蓮鬚酒

補肝、益腎、明目、固精，適用於肝腎不足、腰膝酸痛、目昏、遺精、早洩等症。

口服

每天 2 次

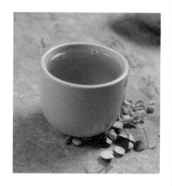

配方　沙苑子 90 克，芡實 20 克，蓮子鬚、龍骨各 30 克，白酒 2,000 毫升。

製法　將所有藥材搗碎，用絹袋裝盛，紮緊口。白酒倒入容器中，放入藥袋，加蓋密封，置陰涼處。每天搖動數下，經 14 天後開封，去掉藥袋，留液即可。

用法　口服。每天 2 次，每次 10 ～ 20 毫升。

補腎填精酒

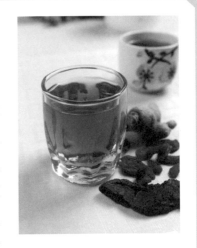

　　枸杞有補腎益精、養肝明目、補血安神、生津止渴、潤肺止咳功效；生地黃有清熱、生津、滋陰、養血功效；人參有大補元氣、補脾益肺、生津、安神作用；淫羊藿、沙苑子能補腎助陽；丁香、沉香溫補腎陽、散寒止痛；遠志寧心安神、袪痰開竅、消散癰腫；荔枝行氣散結、散寒止痛。諸藥與酒合用，有補腎填精、行氣活血的功效，適用於陽痿早洩、失眠健忘、虛損勞傷、睏乏無力、血虛頭暈、食慾不振等症。

口服

每天 2 次

配方　枸杞、生地黃、人參各 90 克，淫羊藿、沙苑子各 60 克，丁香、沉香、遠志各 40 克，荔枝（去皮）120 克，黃酒 5,000 毫升。

製法　將前 8 味藥去雜，研為粗末，分成 6 份用紗布袋盛，紮緊袋口，放入瓷罈內。將荔枝也放進瓷罈，然後注入黃酒浸泡，密封罈口。將瓷罈放入水中煮，使水淹至瓷罈的 4/5 處，罈口露出水面，煮沸 2 ～ 3 次時，取出，繼續密封浸泡 15 天左右，即可飲用。

用法　口服。每天 2 次，每次 10 ～ 20 毫升。

注意　陰虛火旺者不宜服用。

4 尿急、尿頻、尿不盡

　　中醫認為，尿急、尿頻、尿不盡主要由於體質虛弱、腎氣不固所導致。此外過於疲勞也會導致尿頻、尿急。治療當以補益肝腎、固精縮尿為主。製備對症藥酒常用的中藥有金櫻子、枸杞、桂圓肉、山萸肉、仙靈脾、黃耆、杜仲等。

熙春酒

　　益氣血、強筋骨、澤肌美髮、潤肺止咳、滋補肝腎，主治肌膚粗糙、毛髮枯萎、腰膝酸軟、遺精、小便不利等症。

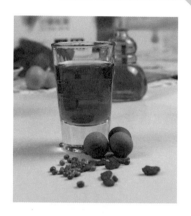

口服

每天午、晚飯前各 1 次

配方 枸杞、桂圓肉、女貞子、淫羊藿各 75 克，生地黃、綠豆各 60 克，豬油 200 克，白酒 5,000 毫升。

製法 將前 6 味藥搗碎，裝入布袋，置於容器中，加入白酒，再將豬油在鐵鍋內煉過，趁熱倒入酒中，攪勻，密封置於陰涼乾燥處，浸泡 20 天後，過濾去渣即成。

用法 口服。每天午、晚飯前各 1 次，每次 10 ～ 20 毫升。

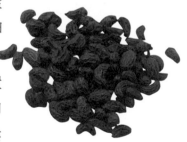
女貞子

金櫻子酒

口服

每天 2 次

金櫻子固精縮尿、澀腸止瀉；桑螵蛸益腎固精、縮尿、止濁；補骨脂補腎助陽、納氣平喘、溫脾止瀉；山茱萸補益肝腎、澀精固脫；肉桂補火助陽、散寒止痛、活血通經。諸藥與酒合用，有補肝腎、縮小便的功效。適用於遺尿、小便頻數等症。

配方 金櫻子、桑螵蛸、補骨脂、覆盆子各 10 克，山茱萸 8 克，肉桂 5 克，高粱酒 500 毫升。

製法 將所有藥材研搗碎，裝入紗布袋，放入容器中，倒入高粱酒浸泡，密封，每天搖晃 1 ～ 2 次，浸泡 7 天即可。

用法 口服。每天 2 次，每次 10 ～ 20 毫升。

三黃參歸酒

補氣助陽、健脾益腎，主治疲乏無力、小便淋漓、腰膝背痛、動則氣促等症。

口服

每天 2 次

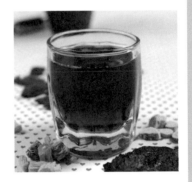

配方 黃耆、黃精、熟地黃、黨參、杜仲、枸杞各 8 克，川芎 3 克，紅棗 10 克，首烏、菟絲子各 5 克，當歸 4 克，白酒 750 毫升。

製法 將所有藥材一同研為粗末，裝入布袋，置於容器中，加入白酒，密封，浸泡 14 天後，過濾去渣即成。

用法 口服。每天 2 次，每次 20 ～ 30 毫升。

五子螵蛸酒

補益肝腎、填精益髓、固精縮尿、明目，主治腰膝冷痛、陽痿滑精、小便頻數、視物模糊、白帶過多等症。

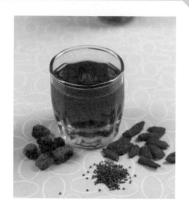

口服　　　　每天 2 次

配方　覆盆子、菟絲子、金櫻子、楮實子、枸杞、桑螵蛸各 12 克，白酒 750 毫升。

製法　將所有藥材搗碎，置於容器中，添加白酒，每天振搖 1 ～ 2 次，密封浸泡 14 天，去渣留液即可。

用法　口服。每天 2 次，每次 15 ～ 30 毫升。

注意　脾胃虛寒者忌服。

• •

金櫻縮尿酒

補腎壯陽、收澀止遺，主治遺精、早洩、小便頻數等症。

口服　　　　每天 2 次

配方　金櫻子 500 克，黨參、淫羊藿、續斷各 50 克，白酒 2,500 毫升。

製法　將所有藥材切碎，置於容器中，添加白酒，每天振搖 1 ～ 2 次，密封浸泡 15 天，去渣留液即可。

用法　口服。每天 2 次，每次 10 ～ 20 毫升。

5 性慾減退

　　性慾減退是指性活動能力與性交慾望減退，甚至厭惡性交，無性交快感。中醫認為性慾減退多由命門火衰、肝鬱脾虛、痰濕內阻所導致，治療當以健脾補腎為主。製備對症藥酒常用的中藥有人參、鹿茸、枸杞、淫羊藿、金櫻子等。

羊藿木瓜酒

　　補益肝腎、壯陽利濕，主治腎陽不足所導致的風濕侵襲、四肢麻木、活動受限、小腹、腰背冷痛、腰膝酸軟、小便頻數、性慾減退、陽痿、體弱畏冷、小腹結塊、不孕不育等症。

口服

每天 3 次

配方 淫羊藿 15 克，木瓜 12 克，甘草 9 克，白酒 500 毫升。

製法 將淫羊藿、木瓜、甘草搗粗碎，置於容器中，添加白酒，每天振搖 1～2 次，密封浸泡 7 天，去渣留液即可。

用法 口服。每天 3 次，每次空腹服用 15 毫升。

注意 陰虛血少者忌服。

參茸枸杞酒

　　人參有大補元氣、補脾益肺、生津、安神的作用；鹿茸有壯腎陽、益精血、強筋骨、調衝任、托瘡毒的作用；枸杞有補肝腎、明目的作用。三者與酒合用，溫陽補腎、益精壯骨功效更為明顯，適用於性慾減退、陽痿等症。

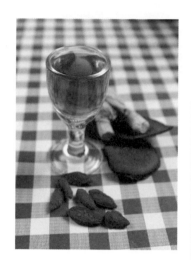

 口服　　 每天 2 次

配方　人參 30 克，鹿茸 15 克，枸杞 60 克，白酒 1,000 毫升。

製法　將所有藥材放入容器，加入白酒，密封儲存 30 天，每天搖動 1 次，去渣取汁即可。

用法　口服。每天 2 次，每次 10 ～ 20 毫升。

羊藿蓯蓉酒

　　補腎壯陽，適用於男子腎精虧損所導致的性慾減退。

 口服　　每天早晚各 1 次

配方　淫羊藿、肉蓯蓉、製首烏各 24 克，枸杞 15 克，巴戟天、仙茅、澤瀉各 10 克，桂枝 6 克，米酒 1,250 毫升。

製法　將所有藥材搗碎，裝入紗布袋，放入容器中，加入米酒，密封浸泡，7 天後即可飲用。

用法　口服。每天早晚各 1 次，每次 20 毫升。

注意　感冒發熱時不可飲用。

明蝦酒

補腎壯陽、益氣開胃、散寒止痛，主
治久病體虛、性慾減退、陽痿遺精、氣短
乏力、面黃羸瘦、食慾不振、不育等症。

口服

每天 2 次

配方 明蝦 6 隻，白酒 500 毫升。

製法 將明蝦拍爛，置於容器中，添加白酒，小火煮沸，等候置冷卻，
每天振搖 1 ～ 2 次，密封浸泡 3 天，去渣留液即可。

用法 口服。每天 2 次，每次 15 ～ 20 毫升。

注意 服藥期間忌房事。

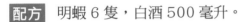

海狗腎酒

暖腎壯陽、益精髓，適用於腎陽
衰弱所導致的性慾低下、陽痿、腰
膝酸痛等症。

口服

每天早晚各 1 次

配方 海狗腎 60 克，白酒 500 毫升。

製法 將海狗腎搗爛，裝入細紗布袋中，紮緊袋口，置於乾淨的寬
口瓶或瓦罐中，倒入白酒，密封，置於避光乾燥處，經常搖動，7 天
後飲用。

用法 口服。每天早晚各 1 次，每次 20 ～ 30 毫升。

6 陽痿

陽痿是指陰莖不能正常勃起，或勃起不堅硬，或堅硬而不持久，妨礙性交，甚至不能完成性交的情況。中醫認為陽痿多與腎虛、驚恐、濕熱、肝鬱有關，治療當以補腎壯陽、疏肝解鬱、清熱利濕為主。製備對症藥酒常用的中藥有合歡花、酸棗仁、肉桂、益智仁、韭菜子、枸杞、核桃肉、桂圓肉、巴戟天、肉蓯蓉、淫羊藿等。

回興酒

補腎壯陽、活血化瘀、益氣養血，可用於治療陽痿。

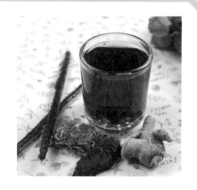

口服　　　每天 3 次

配方　合歡花、肉桂、川椒各 50 克，蜈蚣 20 條，石菖蒲、雄蠶蛾、酸棗仁各 60 克，紅花 80 克，菟絲子 150 克，韭菜子、枸杞、人參、蛇床子、巴戟天、肉蓯蓉各 100 克，淫羊藿、丹參各 120 克，雞睪丸 300 克，高粱酒 10 升。

製法　將所有藥材（除雞睪丸外）均與高粱酒混合裝入搪瓷罐中，放入大鍋裡隔水燉煮至沸。取出放冷後投入雞睪丸，密封，埋入地下 30 公分，春夏季放 7 天，秋冬季放 14 天，啟封過濾，壓榨藥渣取汁，分裝瓶內即可。

用法　口服。每天 3 次，每次空腹服用 30 ～ 40 毫升，也可佐餐服用。連服 2 個月為 1 個療程。

注意　服此藥酒期間停服其他一切藥物，陰虛陽亢者忌服，遇感冒發熱或傳染性、感染性疾病時忌服。

助陽酒

益腎健脾、壯陽寧心，主治陽痿不舉。

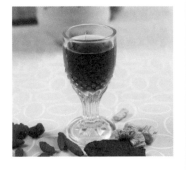

口服

每天早晚各 1 次

配方　黨參、熟地黃、枸杞各 15 克，沙苑子、淫羊藿、母丁香各 10 克，遠志肉、沉香各 4 克，荔枝肉 30 克，白酒 1,000 毫升。

製法　將所有藥材搗碎，裝入布袋，置於容器中，加入白酒，密封，浸泡 3 天後放熱水中煮 15 分鐘，再放入冷水中去火毒，過 3 週後，過濾去渣即成。

用法　口服。每天早晚各 1 次，每次 15 ～ 30 毫升。

• •

韭菜子酒

韭菜子補肝腎、暖腰膝、壯陽固精；益智仁補腎、固精、縮尿。二者與酒合用，可補腎助陽、收斂固澀，主治陽痿、早洩、腰膝冷痛等症。

口服

每天 2 次

配方　韭菜子 60 克，益智仁 15 克，白酒 750 毫升。

製法　將所有藥材搗碎，置於容器中，加入白酒，密封，每天搖動數下，浸泡 7 天，過濾去渣即成。

用法　口服。每天 2 次，每次 10 ～ 15 毫升。

枸杞肉酒

補腎健脾、養血脈、抗衰老，主治脾腎兩虛、腰膝酸軟、陽痿早洩、精少不育等症。

口服

每天 2 次

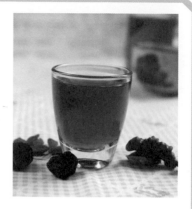

配方　枸杞、桂圓肉、核桃肉、米糖各 250 克，白酒 5,000 毫升。

製法　將枸杞、桂圓肉、核桃肉搗碎，裝入布袋，置於容器中，加入白酒和米糖（搗碎），密封，浸泡 21 天後，過濾去渣即成。

用法　口服。每天 2 次，每次 10 ～ 20 毫升。

7 腰膝酸軟

腰膝酸軟多是由於肝腎虧虛所導致，其中又以肝腎陰虛為常見，另外的表現為面容憔悴、消瘦、早生白髮等。因為肝腎陰虛不能滋養筋肉關節，則膝蓋酸軟，行動無力；不能上榮於髮，則見白髮。治療當以滋肝補腎養血為主。製備對症藥酒常用的中藥有地黃、枸杞、桂圓肉、核桃肉、巴戟天、肉蓯蓉、杜仲、人參、鹿茸、蛤蚧等。

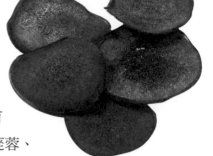

鹿茸

壯腰補腎酒

壯陽健腰補腎，適用於男子腰膝酸軟乏力，也可用於女子性慾淡漠、低血壓、腰酸無力等症。

口服

每天早晚各 1 次

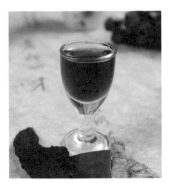

配方　巴戟天 60 克，肉蓯蓉 45 克，川杜仲、川續斷各 30 克，人參 25 克，鹿茸片 18 克，蛤蚧 1 對，骨碎補 15 克，冰糖 75 克，米酒 2,000 毫升。

製法　將所有藥材搗碎，裝入紗布袋中，置於容器內，加入白酒，浸泡 1 個月，每天搖晃 1～2 次，即可。

用法　口服。每天早晚各 1 次，每次 10～20 毫升。

注意　高血壓患者勿飲。

• •

地黃枸杞酒

熟地黃滋陰補血，益精填髓；枸杞滋補虛弱、益精壯陽健腰腳。諸藥泡酒，有很好的滋陰補腎功效。主治腎虛遺精、腰膝酸軟、鬚髮早白等症。

口服

每天 1 次

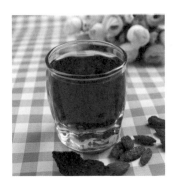

配方　熟地黃 120 克，枸杞 50 克，高粱酒 1,500 毫升。

製法　將熟地黃、枸杞搗碎，置於容器中，添加高粱酒，每天振搖 1～2 次，密封浸泡 10 天，去渣留液即可。

用法　口服。每天 1 次，每次睡前服用 20～30 毫升。

地朮酒

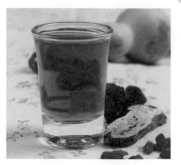

　　生地黃有清熱涼血、養陰生津的功效；白朮健脾和中、燥濕利水；枸杞具有滋補虛弱、益精氣、去冷風、壯陽道、止淚、健腰腳等功效。諸藥泡酒，有補肝腎、和脾胃、烏髮明目的功效，主治腰膝酸軟、視物模糊、鬚髮早白、小便淋漓、脾虛泄瀉、食慾不振、胸腹脹滿等症。

口服　　　　每天 3 次，
　　　　　或無固定次數

配方　生地黃 40 克，白朮 30 克，枸杞 24 克，五加皮 2 克，甘草 12 克，糯米 600 克，細麴 50 克。

製法　將前 5 味藥材研碎，細麴研末，備用。將研碎的藥材置炒鍋中，加水煮至 1,600 毫升，去渣，倒入容器中，等待至冷卻。糯米洗淨，蒸熟，待飯冷，入細麴末，拌勻，置於容器中，拌勻，密封，保溫，如常法釀酒。21 天後藥酒即熟，去渣濾出汁液即成。

用法　口服。每天 3 次，每次 15 ～ 30 毫升，或不拘時候，隨量服用。

杞地麻子酒

　　滋陰補腎養血，主治腎虛腰膝酸軟、陽痿早洩等症。

口服　　　　每天 2 次

配方　大麻子 50 克，枸杞、生地黃各 30 克，白酒 500 毫升。

製法　將大麻子蒸熟，攤去熱氣，生地黃切片，與枸杞、大麻子一同裝入布袋，置於容器中，加入白酒，密封，浸泡 7 ～ 14 天，即可飲用。

用法　口服。每天 2 次，每次 10 ～ 20 毫升。

8 男性不育

男性不育指的是由於丈夫的原因，夫妻同居 1 年以上未避孕而妻子未能正常懷孕的疾病。男性不育多由腎氣不足、腎陰虧虛、痰濕中阻等原因所導致，治療當以滋陰補腎、補腎壯陽、益氣養血、清熱化濕為主。製備對症藥酒常用的中藥有鹿茸、人參、蛤蚧、肉桂、杜仲、枸杞、菟絲子、五味子、肉蓯蓉、巴戟天、山茱萸等。

龜齡集酒

興陽助腎、大補真元，主治腎陽虛弱或勞倦內傷，症見陽痿、滑精、筋骨無力、步履艱難、頭昏目眩、神經衰弱、男子不育、女子不孕症及赤白帶下等。

口服

每天早晚各 1 次

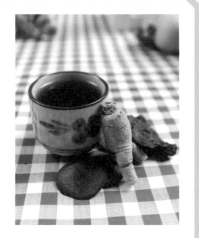

配方　鹿茸 250 克，人參 200 克，熟地黃 60 克，炮山甲、大青鹽、生地黃各 80 克，海馬、石燕各 100 克，肉蓯蓉 90 克，家雀腦 30 個，大蜻蜓、淫羊藿、杜仲炭各 20 克，甘草 10 克，地骨皮、川牛膝、天門冬各 40 克，鎖陽、菟絲子、補骨脂、枸杞各 30 克，蠶蛾 9 克，硫磺 3 克，公丁香、急性子各 25 克，細辛 15 克，黑附子 170 克，白酒 20 升。

製法　將所有藥材切碎，與白酒一起置入容器中，密封，隔水小火煮 2 小時，靜置 7 天即成，靜置期間，每天振搖 1 次。

用法　口服。每天早晚各 1 次，每次 15 ～ 30 毫升。

續嗣降生酒

溫腎益精，主治男性腎虛不育。

  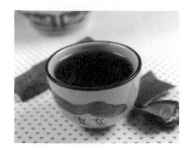

口服溫飲　　　每天 3 次

配方　製附子、肉桂、杜仲各 35 克，龍齒 30 克，茯苓、川牛膝各 25 克，益智仁 20 克，製雄黃 2 克，白酒 2,000 毫升。

製法　將所有藥材搗粗碎，置於容器中，添加白酒，每天振搖 1 ～ 2 次，密封浸泡 15 天，去渣留液即可。

用法　口服溫飲。每天 3 次，每次 10 ～ 15 毫升。

注意　附子、雄黃有毒，均須炮製，本酒不適合多服、久服，孕婦忌服。

山茱菟絲酒

滋陰壯陽，主治男性精液異常、不育等症。

口服　　　每天 2 次

配方　山茱萸、菟絲子、肉蓯蓉各 12 克，巴戟天、淫羊藿各 15 克，海狗腎 2 對，白酒 1,000 毫升。

製法　將所有藥材搗粗碎，置於容器中，添加白酒，每天振搖 1 ～ 2 次，密封浸泡 15 天，去渣留液即可。

用法　口服。每天 2 次，每次 10 ～ 15 毫升。

生精酒

　　益腎生精、清利濕熱，適用於腎
精不足、精少不育、小便灼熱、血精
等症。

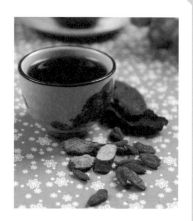

口服

每天早、晚飯前
各 1 次

配方　生地、赤芍、萆解、肉蓯蓉、菟絲子各 15 克，黃柏、丹皮各
10 克，車前子、仙靈脾、枸杞各 12 克，白酒 1,500 毫升，冰糖 60 克。

製法　將所有中藥和冰糖裝入容器內，加白酒一起浸泡，封口，7
天後開封即可。

用法　口服。每天早、晚飯前各 1 次，每次 10 毫升。

注意　服藥期間應節制房事。

- -

補腎種子酒

　　補肝益腎、助陽固精，主治男性
不育、陽痿、早洩等症。

口服

每天 2 次

配方　肉蓯蓉、覆盆子、炒補骨脂各 30 克，桑葚、枸杞、菟絲子、
韭菜子、楮實子、巴戟天各 23 克，山茱萸、淮牛膝各 22 克，蓮鬚
15 克，蛇床子、炒山藥、木香各 75 克，白酒 3,000 毫升。

製法　將所有藥材研為粗末，裝入布袋，置於容器中，加入白酒，
密封，隔水蒸煮 4 小時，取出埋入土中 2 天後取出，過濾去渣即成。

用法　口服。每天 2 次，每次 20 毫升。

胡桃四花酒

　　溫腎補陽，主治腎陽不足、陽痿不舉、小便淋瀝、男子陽弱不育等症。女子陰虛不孕也可服用。

口服

無固定次數

配方　玫瑰花、薔薇花、梅花、韭菜花、沉香各 15 克，核桃仁 100 克，米酒、白酒各 1,500 毫升。

製法　將所有藥材搗粗碎，置於容器中，添加白酒、米酒，每天振搖 1 ～ 2 次，密封浸泡 30 天，去渣留液即可。

用法　口服。不拘時候，隨量飲用。

注意　痰火積熱及陰虛火旺者忌服。

- -

延壽獲嗣酒

　　生精補血、益壽延年，主治男性腎陽虛弱、腎精不固、遺精陽痿，婚後不育，也可以用於婦女受孕易流產，以及鬚髮早白、耳目失聰等症。

口服溫飲

每天早晚各 1 次

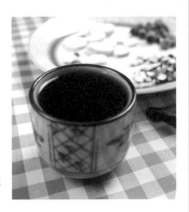

配方　生地 60 克，覆盆子、山藥、芡實、茯神、山萸肉、肉蓯蓉、麥門冬、淮牛膝、鹿茸片各 30 克，柏子仁（去油）、沙苑子各 15 克，核桃肉、桂圓肉各 50 克，益智仁 10 克，白酒 5,000 毫升。

製法　將鹿茸研末，生地切片與益智仁拌後蒸半小時，山藥、芡實炒黃，與其他藥物一同浸入白酒中，密封靜置暗處，10 天後取用。

用法　口服溫飲。每天早晚各 1 次，每次 10 ～ 20 毫升。

注意　陰虛火旺者及孕婦禁用。

仙傳種子酒

補元調經、填髓補精、壯筋骨、明耳目、悅顏色，主治氣血不足、頭暈耳鳴、視物昏花、腰膝酸軟、面色無華、男性精少不育、婦女月經不調、不孕等症。

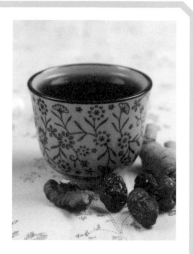

口服　　　　每天 3 次

配方 茯苓 100 克，紅棗肉 50 克，核桃仁 40 克，黃耆（蜜炙）、人參、當歸、川芎、炒白芍、生地黃、熟地黃、小茴香、枸杞、覆盆子、陳皮、沉香、官桂，砂仁、甘草各 5 克，五味子、乳香、沒藥各 3 克，蜂蜜 600 克，糯米酒 1,000 毫升，白酒 2,000 毫升。

製法 先將蜂蜜入鍋內熬滾，加入乳香、沒藥攪勻，微火熬滾後倒入容器中，再將前 19 味藥材共研為粗末，與糯米酒、白酒一同加入，濾去渣即成。

用法 口服。每天 3 次，每次 30 毫升。

· ·

九子生精酒

補腎益精、生化腎精，適用於腎精虧虛、腎陽不足之精液量過少等症。

口服　　　　每天 2～3 次

配方 枸杞、菟絲子、覆盆子、車前子、五味子、韭菜、女貞子、桑葚子、巨勝子、九香蟲各 30 克，白酒 3,000 毫升。

製法 將所有藥材搗碎，置於容器中，加入白酒，密封浸泡 5～7 天後，濾去藥渣即可。

用法 口服。每天 2～3 次，每次 15～30 毫升。男女同服效果更佳。

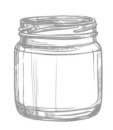

第八章
五官疾病，讓藥酒恢復你的形象

1 迎風流淚

迎風流淚表現為迎風淚出汪汪，拭之即生，冬季淚多，夏季淚少，或四季不分皆常淚下。中醫認為迎風流淚多由肝腎兩虛、精血虧耗、招引外風所導致，也可能由鼻部疾病引起淚道不暢而發生。製備對症藥酒宜選用的中藥有枸杞、菊花、地黃、麥門冬等。

杞菊麥門冬酒

補益肝腎，主治肝腎虧虛、腰膝酸軟、頭目暈眩、視物模糊、迎風流淚等症。

口服溫飲

每天 2 次

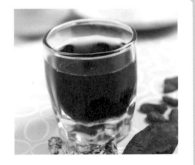

配方　生地黃、麥門冬各 30 克，枸杞、菊花各 40 克，冰糖 60 克，白酒 1,200 毫升。

製法　將生地黃、麥門冬搗碎，枸杞拍爛，菊花撕碎，一同置於容器中，添加白酒，加冰糖溶解，再加涼開水 800 毫升拌勻，每天振搖 1 ～ 2 次，密封浸泡 14 天，去渣留液即可。

用法　口服溫飲。每天 2 次，每次空腹服用 10 ～ 20 毫升。

駐景酒

　　補肝腎、明目，適用於肝腎陰虛所導致的眼目昏花、視物不清，或眼有飛蠅感，或迎風流淚，或眼生障翳等症。

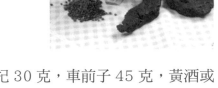

口服　　　　每天 2 次

配方　熟地、菟絲子各 60 克，枸杞 30 克，車前子 45 克，黃酒或白酒 2,000 毫升。

製法　將所有藥物碾粗末，用紗布袋裝好，紮緊袋口，放入容器，加入白酒，密封浸泡，經常搖動，半個月後開封，去藥袋過濾即可。

用法　口服。每天 2 次，每次 15 ～ 20 毫升。

• •

地黃香杞酒

　　補肝腎、益精血，主治肝腎陰虧或精血不足所引起的頭昏目眩、目暗、多淚、面色無華、腰膝酸軟、耳鳴耳聾、失眠多夢等症。

口服　　　　每晚 1 次

配方　地黃 125 克，沉香 25 克，枸杞 60 克，高粱酒 1,750 毫升。

製法　將沉香研末，與熟地黃、枸杞一同裝入布袋，置於容器中，加入高粱酒，密封，浸泡 10 ～ 15 天後，即可取用。

用法　口服。每晚 1 次，每次臨睡前服用 15 ～ 30 毫升。

杞菊地冬酒

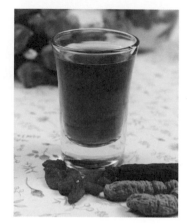

　　枸杞具有滋補肝腎、益精明目之功能，用於虛勞精虧、腰膝酸痛、眩暈耳鳴、內熱消渴、血虛萎黃、目昏不明；甘菊花能除大熱、止頭痛暈眩、收眼淚翳膜、明目、黑鬚鬢，也有散濕除煩解燥的功效；生地黃清熱涼血、養陰生津；天門冬滋陰、潤肺、降火。諸藥與酒共用，有滋補肝腎、明目止淚的功效。主治肝腎陰虛、腰膝酸軟、視物不清、頭暈、耳鳴、迎風流淚等症。

口服　　　每天 3 次

配方　枸杞、甘菊花各 20 克，生地黃、天門冬各 15 克，冰糖 30 克，白酒 1,000 毫升。

製法　將上述藥材搗碎，裝入布袋，置於容器中，加入白酒和冰糖，密封。每天振搖數下，浸泡 14 天，開封後加入涼開水 400 毫升，濾過取汁即成。

用法　口服。每天早晚各 1 次，每次 10 ～ 20 毫升。

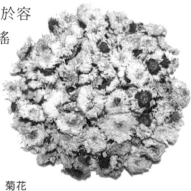

菊花

2 眼睛乾澀

眼睛乾澀通常表現為眼內乾澀但紅腫不明顯，白睛不紅不腫，或稍見淡紅色血絲。眼睛乾澀多因熱毒未清、肺陰不足、肝腎虧虛、目失濡養所導致，治療當以清熱利膽、滋陰潤肺、補肝益腎為主。製備對症藥酒常用的中藥有枸杞、生地黃、火麻仁、菊花、地骨皮、首烏、決明子等。

枸杞麻仁酒

枸杞滋補肝腎、益精明目；火麻仁潤燥通便；生地清熱涼血、養陰生津。三藥泡酒，有滋陰養血、潤腸通便的功效。主治素體虛弱或大病後精血虧虛，以及身體羸弱、食慾不振、腸燥便祕、面色萎黃、倦怠乏力、頭暈目眩、眼目乾澀、口乾食少等症。

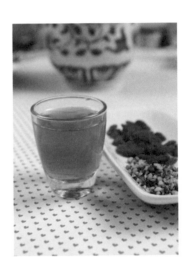

口服

每天 3 次

配方 枸杞200克，火麻仁200克，生地100克，白酒2,000毫升。

製法 將所有藥材搗碎，蒸熟，待溫後置於容器中，添加白酒，每天振搖 1 ～ 2 次，密封浸泡 7 天，去渣留液即可。

用法 口服。每天 3 次，每次 20 毫升。

地骨皮酒

　　滋陰益血、補身延年，主治中老
年人身體虛弱、目暗多淚、視物不明，
或伴有高血壓眩暈，夏季身熱不適、
消渴等。

口服　　　　每天 3 次

配方　地骨皮、生地黃、甘菊花各 50 克，糯米 1,500 克，酒麴適量。
製法　將所有藥材加水煎取濃汁，糯米浸濕，蒸飯，待溫，與酒麴
（研細）、藥汁拌和，置於容器中，保溫，如常法釀酒。酒熟，除糟，
即成。
用法　口服。每天 3 次，每次 10 毫升。

枸杞生地酒

　　補精益腎、養肝明目，主治視物模
糊、陽痿、遺精、腰膝酸軟、煩熱頭痛
等症。

口服溫飲　　　每天 2 次

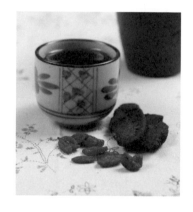

配方　枸杞 80 克，生地黃 100 克，白酒 1,500 毫升。
製法　將枸杞、生地黃搗碎，置於容器中，加入白酒，密封，浸泡
15 天後，過濾去渣即成。
用法　口服溫飲。每天 2 次，每次空腹服用 20 毫升。

杞菊明目酒

滋補肝腎、清熱明目，主治目眩、目昏、多淚等症。

口服　　　每天 2 次

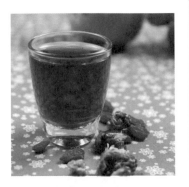

配方 枸杞 60 克，菊花 12 克，白酒 1,000 毫升。

製法 將枸杞、菊花搗碎，蒸熟，待溫，置於容器中，添加白酒，每天振搖 1 ～ 2 次，密封，浸泡 3 ～ 5 天後，過濾去渣即成。

用法 口服。每天 2 次，每次 15 ～ 20 毫升。

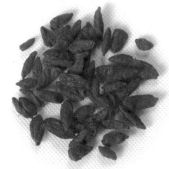

枸杞

枸杞地朮酒

養肝明目、滋陰補腎，適用於肝腎虧虛之兩目乾澀、視物模糊等症。

口服　　　每晚 2 次

配方 枸杞 60 克，生地黃 100 克，白朮 75 克，菊花 40 克，五加皮 50 克，白酒 3,000 毫升。

製法 將所有藥材置於容器中，加白酒密封浸泡 14 天，濾渣即成。

用法 口服。每天 2 次，每次 20 毫升。

3 目赤流淚

目赤腫痛又稱「風熱眼」、「暴風客熱」、「天行赤眼」等，常見於西醫學的急性結膜炎、假性結膜炎以及流行性角膜炎等，認為由細菌或病毒感染，或過敏而導致。

中醫認為目赤腫痛多因外感風熱時邪，侵襲目竅，鬱而不宣，或因肝膽火盛，循經上擾，以致經脈閉阻，血壅氣滯，驟然發生目赤腫痛。治療當以清瀉風熱，消腫定痛為主。製備對症藥酒常用的中藥有枸杞根、石決明、地骨皮、沙參、菊花、白蒺藜等。

地骨決明酒

地骨皮有清熱明目的功效，石決明可平肝潛陽、清熱明目。二藥泡酒飲用，有極好的滋陰平肝、清熱明目功效。尤其適用於目赤腫痛流淚、視物昏花不清等症。

口服　　　每天 2 次

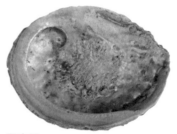

石決明

配方　地骨皮、石決明各 30 克，米酒 500 毫升。

製法　將地骨皮洗淨，切碎，石決明搗碎，一同裝入紗布袋中，紮口，放進酒罈內，密封浸泡 15 天即可。

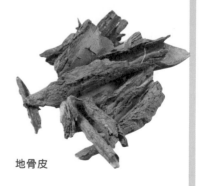

地骨皮

用法　口服。每天 2 次，每次 20 ～ 30 毫升，或隨量服用，不可飲醉。

菊花煮酒

中醫認為，目為肝之外竅，肝陽上亢則會出現頭目脹痛、頭暈眼花、口苦咽乾等不適。菊花甘涼，有清肝明目的作用，用其煮酒則酒性溫和，無辛燥動血之弊，而有清肝明目之效。適用於治療肝火上炎所導致青光眼，也可用於其他風熱目疾。

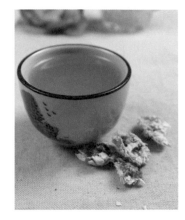

口服　　每天 2 次

配方　菊花 10 克，糯米酒適量。

製法　將菊花洗淨，撕碎，與糯米酒同放入砂鍋中，邊加熱邊攪拌至煮沸，濾去菊花，取酒汁服用。

用法　口服。每天 2 次，以上調配為 1 次的量。

五參酒

祛風、解毒、清熱、明目，適用於風毒赤眼、眼紅眼疼久不癒等症。

口服　　分 3 次服用

配方　苦參、沙參、黨參、玄參、丹參、紫參、枳殼、白蒺藜各 30 克，黃酒適量。

製法　將所有中藥一同研細末備用。

用法　口服。每次取藥粉 18 克，用熱黃酒 150 毫升調勻，分成 3 份，3 次服用。

枸杞骨皮酒

滋補肝腎、清熱明目，主治視物模糊、腰膝酸軟等症。

口服溫飲　　　每天 2 次

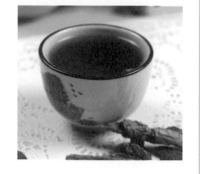

配方　枸杞 150 克，地骨皮 30 克，蜂蜜 150 克，白酒 1,750 毫升。

製法　將枸杞、地骨皮搗碎，置於容器中，加入白酒和蜂蜜，密封，浸泡 30 天後，過濾去渣即成。

用法　口服溫飲。每天 2 次，每次空腹服用 15 毫升。

4 耳鳴耳聾

耳鳴是指自覺耳內或頭部出現特殊的鳴響，如蟬鳴或潮響，環境安靜時加劇；耳聾指的是聽力有障礙，或者減退，甚至消失。

中醫認為耳聾耳鳴是由腎陰不足、肝膽火盛、肝鬱脾虛、痰火上逆所導致。治療當以滋陰補腎、祛風利竅、平肝清熱為主。製備對症藥酒常用的中藥有磁石、枸杞、桑葚、金櫻子、女貞子、地黃、石菖蒲、肉蓯蓉、川木通、核桃肉、山茱肉等。

金櫻子

枸杞紅參酒

補肝腎、益精血、補五臟、益壽延年，主治身體虛弱、陽痿、耳鳴、目花等症。

  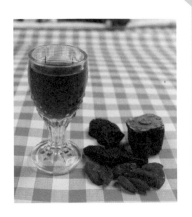

口服　　　每天 2 次

配方　枸杞 80 克，熟地黃 60 克，紅參 15 克，首烏 50 克，茯苓 20 克，白酒 2,500 毫升。

製法　將所有藥材一同研為粗末，裝入布袋，置於容器中，加入白酒，密封，隔天振搖 1 次，浸泡 14 天後，即可取用。服用至一半時添酒至滿，直至味薄。

用法　口服。每天 2 次，每次 20 毫升。

・・

鹿齡集酒

益氣補血、補腎壯陽，主治腎陽虛所導致的耳鳴、陽痿、不育症等。

口服　　　每天 2 次

配方　肉蓯蓉 20 克，人參、海馬、鹿茸各 10 克，熟地黃 15 克，白酒 1,000 毫升。

製法　將人參、鹿茸共研為粗末，所有藥材一併置於容器中，加入白酒，密封，浸泡 1 個月後即可取用。服用至一半時添酒至滿，直至味薄。

用法　口服。每天 2 次，每次 10 ～ 15 毫升。

注意　感冒發熱者忌服。

木香怡神酒

補精益神，主治頭暈耳鳴、視物昏花、精神不振、飲食減少、全身乏力等症。

口服

每天 2 次

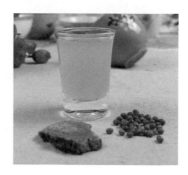

配方　木香 3 克，糯米糠、綠豆（搗碎）各 100 克，白酒 500 毫升。

製法　將木香研末、綠豆搗碎，與糯米糠一同置於容器中，加入白酒，密封，浸泡 11 天後，過濾去渣即成。

用法　口服。每天 2 次，每次 15 ～ 30 毫升。

磁石菖杞酒

補腎聰耳，適用於耳聾耳鳴患者。

口服溫飲

每天三餐前各 1 次

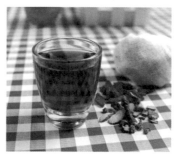

配方　磁石 250 克，石菖蒲 150 克，枸杞 30 克，白酒 2,500 毫升。

製法　將所有藥材用 3 個紗布袋盛裝，紮緊袋口放入小口瓷罈內，用清酒浸泡，密封罈口。將酒罈放入水中，罈口露出水面，加熱煮沸 4 小時。取出酒罈，放陰涼乾燥處繼續浸泡。每天搖動 3 ～ 5 次，夏季浸泡 5 天，春秋浸泡 7 天，冬季浸泡 10 天，即可飲用。

用法　口服溫飲。每天三餐前各 1 次，空腹服用 20 ～ 30 毫升。

核桃補腦酒

核桃肉能補腎溫肺；磁石能聰耳明目、納氣定喘；石菖蒲能開竅寧神。諸藥同用，有益腎補腦的功效，適用於腎虧所導致的耳聾耳鳴等症。

口服

每天 2 次

配方　核桃肉、磁石、石菖蒲各 30 克，黃酒 1,500 毫升。

製法　將所有藥材搗碎，置於瓷罈中，倒入黃酒浸泡，密封，14 天後過濾即成。

用法　口服。每天 2 次，每次 15 ～ 30 毫升。

磁石山茱萸酒

聰耳通竅，主治風邪入腦或入於耳，久而不散，耳鳴、耳聾、耳部問題引起的眩暈等。

口服溫飲

每天早晚各 1 次

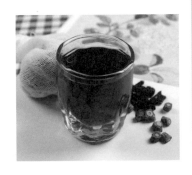

配方　磁石 80 克，山茱萸 30 克，川木通、防風（去蘆頭）、淮山藥、菖蒲、遠志、天雄（炮裂，去皮臍）、蔓荊子、甘菊花、川芎、細辛、肉桂、乾薑（炮裂，製）、白茯苓各 15 克，熟乾地黃 50 克，白酒 3,000 毫升。

製法　將磁石搗碎，用水淘去紅汁，肉桂去粗皮，遠志去心。將所有藥材研碎，用紗布袋盛裝，放入容器內，加入白酒，浸泡 7 天即可。

用法　口服溫飲。每天早晚各 1 次，每次空腹服用 20 毫升。

補肝聰耳酒

　　覆盆子益腎固精；巴戟天補腎陽、強筋骨、祛寒濕；肉蓯蓉補腎陽、益精血；遠志開竅寧神、祛痰；淮牛膝補肝腎、強筋骨；五味子斂陰固精；續斷補肝腎、強筋骨；山萸肉補益肝腎。諸藥合用，有補益腎肝、聰耳明目的功效，適用於肝腎虛損所導致的耳聾目昏、腰酸腿困、神疲力衰等症。

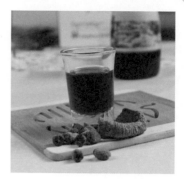

口服溫飲　　每天早晚各 1 次

配方　覆盆子 60 克，巴戟天、肉蓯蓉、遠志、淮牛膝、五味子、續斷各 40 克，山萸肉 35 克，白酒 1,500 毫升。

製法　將所有中藥共搗為粗末，用白布袋盛裝，紮緊口，置於淨罈中，注入白酒，密封罈口，春夏 5 天，秋冬 7 天，然後倒入冷開水 1,000 毫升，和勻即可。

用法　口服溫飲。每天早晚各 1 次，空腹服用 20 毫升。

· ·

四味秦椒酒

　　補腎溫陽、祛風和血，主治腎虛耳鳴、咳逆喘急、頭目昏痛等症。

口服溫飲　　每天 2 次

配方　秦椒、白芷、旋覆花各 60 克，肉桂 25 克，白酒 1,000 毫升。

製法　先將秦椒微炒出汗，再將 4 味藥搗碎，置於容器中，加入白酒，密封，浸泡 5 ～ 7 天後，過濾去渣即成。

用法　口服溫飲。每天 2 次，每次空腹服用 10 ～ 20 毫升。

聰耳磁石酒

磁石有平肝潛陽、安神鎮驚、聰耳明目、納氣平喘的功效，主治眩暈、目花、耳聾、耳鳴、驚悸、失眠、腎虛喘逆等症。川木通瀉火行水、通利血脈；石菖蒲化濕開胃、開竅豁痰、醒神益智，適用於脘痞不飢、噤口下痢、神昏癲癇、健忘耳聾等症。諸藥泡酒，適用於肝腎陰虛所導致之耳鳴、耳聾等症。

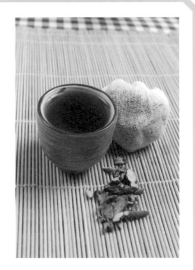

配方 磁石 30 克，川木通、石菖蒲各 80 克，白酒 1,700 毫升。

製法 將磁石搗碎，用紗布包裹；石菖蒲用淘米水浸 2 天後切碎，微火烤乾。把 3 味藥裝入紗布袋裡，與白酒同置入容器中，密封浸泡 7 天後即可服用。

口服

每天早晚各 1 次

用法 口服。每天早晚各 1 次，每次 20 ～ 30 毫升。

5 鼻炎

鼻炎主要表現為間歇性鼻塞、流涕，一般鼻腔受刺激或精神緊張時會加重。中醫認為鼻炎多由脾肺氣虛、寒濕內侵所導致。治療當以溫肺健脾、祛邪通竅為主，久病者由於痰火積聚，還需理氣活血、宣通肺氣。製備對症藥酒常用的中藥有杏仁、蒼耳子、芫花根、辛夷、白芷等。

芫花根酒

消腫解毒、活血止痛，可以治鼻炎。

外用，　　　　　每天 1 次
將棉球塞入鼻腔

配方　芫花根 30 克，75% 酒精 100 毫升。

製法　將芫花根研末，置於容器中，添加酒精，每天振搖 1 ～ 2 次，密封浸泡 14 天，去渣留液即可。

用法　外用。每天 1 次，每次用消毒棉球蘸本酒塞入鼻腔 1 ～ 2 小時。

注意　本酒不宜內服，也不宜多用、久用，孕婦忌用。棉球深塞為宜，慢性鼻炎可塞鼻中隔與下甲之間。感覺鼻黏膜有灼熱感後 5 ～ 10 分鐘取出，用溫熱生理鹽水沖洗鼻腔。

- -

蒼耳子酒

祛風散寒、通竅止痛的功效。主治風寒頭痛，急慢性鼻炎、鼻竇炎所導致的頭痛、鼻塞、流清涕等症。

口服溫飲　　每天 2 次

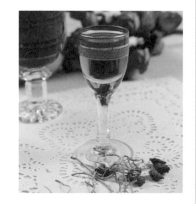

配方　蒼耳子 50 克，細辛 10 克，白酒 500 毫升。

製法　將蒼耳子、細辛搗碎，置於容器中，添加白酒，每天振搖 1 ～ 2 次，密封浸泡 5 ～ 7 天，去渣留液即可。

用法　口服。每天 2 次，每次 50 毫升。

注意　細辛、蒼耳子有小毒，本酒不宜多服、久服。

桑皮麥門冬酒

　　桑白皮瀉肺平喘、行水消腫；麥門冬養陰生津、潤肺清心；白芷祛風燥濕、消腫止痛。諸藥合用，可清肺通竅，適用於鼻炎屬肺有鬱熱者。

口服　　　每天 2 次

配方　桑白皮、麥門冬各 100 克，白芷 50 克，白酒 2,500 毫升。

製法　將所有藥材放入容器內，加入白酒，浸泡，7 天後即成。

用法　口服。每天 2 次，每次 20 毫升。

辛夷白芷酒

　　宣肺通竅，主治肺熱鼻塞多涕。

口服溫飲　　　每天 2 次

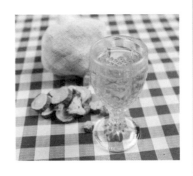

配方　辛夷、白芷各 9 克，藁本（槁本）、甘草、當歸各 18 克，羊脊髓 250 克，黃酒 3,000 毫升。

製法　將前 5 味中藥搗碎，備用。再將羊脊髓研至粗碎，置於容器中，添加少許清水，小火煮沸，加入搗碎的中藥，添加黃酒，密封。每天振搖 1 ～ 2 次，浸泡 3 ～ 5 天，去渣留液即可。

用法　口服溫飲。每天 2 次，每次 10 ～ 20 毫升。

杏仁蒼耳酒

　　杏仁降肺氣、止咳平喘；蒼耳子散風除濕、通竅止痛；防風發散風寒、滲濕止痛；紅棗補氣養血；白蜜補氣潤燥；生薑解表散寒溫肺。諸藥共用，可宣通鼻竅，消腫止痛。適用於鼻炎。

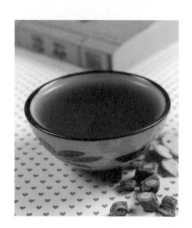

口服　　　每天 2 次

配方 杏仁 15 克，蒼耳子、防風各 10 克，棗肉（紅棗去核）150 克，白蜜、生薑汁各 75 克，飴糖 150 克，白酒 1,000 毫升。

製法 將所有藥材（除了生薑汁外）搗碎，裝入紗布袋中，浸泡入白酒內，加入生薑汁，7 天後即成。

用法 口服。每天 2 次，每次 20 ～ 30 毫升。

注意 肝病患者，胃及十二指腸潰瘍者不宜飲用。

6 鼻竇炎

　　鼻竇炎多表現為鼻孔流涕，量多不止，眉間或顴部有壓痛。中醫認為鼻竇炎多由肺脾虛弱兼熱所導致，治療當以健脾宣肺、清肝洩熱、化熱開竅為主。製備對症藥酒常用的中藥有龍膽草、辛夷花、魚腥草、夏枯草、生地黃、黃柏、黃芩等。

蜂蛹酒

解毒通竅，適用於鼻竇炎。

口服　　每天 2 次

配方 蜂蛹 40 只，白酒 1,000 毫升。

製法 將蜂蛹搗碎，放入容器，加入白酒，密閉浸泡 30 天，去渣留液即可。

用法 口服。每天 2 次，每次 20 毫升。

魚腥草辛夷酒

魚腥草清熱解毒、消癰排膿、利尿通淋，多用以治肺膿瘍、肺炎、鼻竇炎、急慢性氣管炎、尿路感染等。辛夷花發散風寒、宣通鼻竅。此酒有清熱解毒、消癰排膿、宣通鼻竅的功效，適用於鼻竇炎屬肺熱者。

飯後口服　　每天 2 次

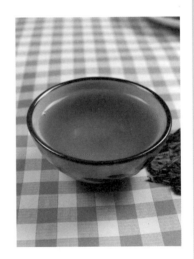

配方 魚腥草 200 克，辛夷花 15 克，白酒 1,500 毫升。

製法 將所有藥材放入容器中，加入白酒，密閉浸泡 30 天以後，過濾，取藥酒裝瓶備用。

用法 口服。每天 2 次，每次飯後服用 10 ～ 30 毫升。

黃柏辛夷酒

　　辛夷花能發散風寒、宣通鼻竅；黃柏、黃芩能清熱燥濕、瀉火解毒。三者合用，有清肺瀉火、通竅的功效。適用於鼻竇炎屬肺熱熾盛者。

口服

每天 2 次

　配方　辛夷花 45 克，黃柏、黃芩各 80 克，白酒 2,000 毫升。

　製法　將所有藥材裝入紗布袋中，放入容器，加入白酒，密封浸泡，經 7 天後開啟，去渣即可。

　用法　口服。每天 2 次，每次 20 毫升。

三黃芎參酒

　　益氣活血通竅，適用於鼻竇炎屬肺脾氣虛者。

口服溫飲

每天午、晚及
睡前各 1 次

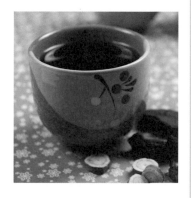

　配方　黃精、生地黃（焙）、炙甘草各 30 克，川芎、黨參各 15 克，白酒 1,500 毫升。

　製法　將所有藥材共研為粗末，裝入紗布袋中，放入容器，加入白酒，浸泡 5 ～ 7 天後即可。

　用法　口服溫飲。每天午、晚及睡前各 1 次， 每次 20 毫升。

龍膽清熱酒

龍膽草能清熱燥濕、瀉肝膽火；夏枯草能清肝火、散鬱結；山梔能瀉火除煩、清熱利濕、涼血解毒、消腫止痛；黃芩能清熱燥濕、瀉火解毒；蒼耳子能散風除濕、通竅止痛；白芷能解表散風、通竅止痛，燥濕止帶、消腫排膿；魚腥草能清熱解毒、消癰排膿；蘆根能清熱生津。諸藥合用，有清熱解毒、消腫排膿、通竅的功效，適用於鼻竇炎。

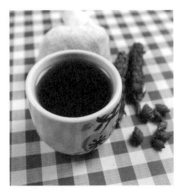

口服　　　每天 2 次

配方　龍膽草 30 克，夏枯草、山梔、黃芩各 20 克，蒼耳子、白芷各 15 克，魚腥草、蘆根各 30 克，白酒 1,500 毫升。

製法　將所有中藥搗碎，裝入紗布袋中，放入容器，加入白酒，密封浸泡 7 天即可。

用法　口服。每天 2 次，每次 15 毫升。

7 口舌生瘡

口舌生瘡最常見的表現就是口腔潰瘍，中醫多認為口舌生瘡是因為心火過旺所導致。虛火上炎，心腎不交，心火上行於舌則口腔生瘡腫痛。治療當補腎陰以降虛火，心腎相交，心火下行，脾氣上升，口舌得養則口瘡自袪。

製備對症藥酒常用的中藥有黃連、黃柏、梔子、黃芩、半夏等。此類中藥清洩實火雖能取一時之效，但容易傷陰，故不可長用。

半夏酒

　　燥濕、消腫、止痛，主
治口腔黏膜炎症（口腔炎）、
舌下腺囊腫（舌腫）及重舌
等症。

含漱

每天 2 次

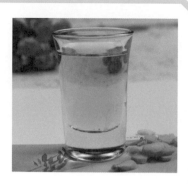

配方　半夏 20 枚，白酒 1,000 毫升。

製法　將半夏搗碎，加水 200 毫升煎煮 10 分鐘，停火浸泡片刻，趁熱加入白酒，密封，浸泡 30 天後，過濾去渣即成。

用法　外用含漱。取藥液趁熱含漱，冷時再吐，再含熱酒，以瘥為度。也可內服，每天 2 次，每次 10 ～ 15 毫升。

連柏梔子酒

　　瀉火燥濕、解毒殺蟲，主治口舌
生瘡、牙齦出血等症。

口服

無固定次數

配方　黃柏 90 克，黃連 15 克，梔子 30 克，糯米酒 500 毫升。

製法　將所有藥材放入容器，加入糯米酒煎
沸 10 分鐘，去渣留液即可。

用法　口服。不拘時，每次空腹服用 20
毫升。

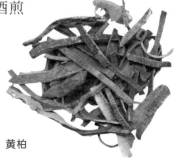

黃柏

8 牙痛

　　牙痛，除了齲齒所導致，其他多數是因為寒或熱造成的。風寒牙痛多是突然發作，痛連頭額兩側，勢如電掣，牙齦不紅不腫。風熱虛火上炎牙痛則多表現為牙齦紅腫或兼有出血，若是胃火上盛，還會伴有口臭口苦等。

　　治療牙痛應根據寒熱不同對症用藥。風寒當祛風、散寒、鎮痛，製備對症藥酒常用獨活、細辛等；風熱虛火當滋陰降火，製備對症藥酒常用露蜂房、知母、黃柏、黃連等。

山蜂酒

　　驅風攻毒，主治風熱牙齦紅、腫，痛連及頭面，喉痺腫痛，舌質紅，苔黃，脈浮數等症。

含漱　　無固定次數

配方　露蜂房 1 只，白酒適量。

製法　將露蜂房煅燒存性，研末備用。

用法　外用含漱。每次取藥末 0.5 ～ 1 克，以白酒少許調和含漱，疼痛未止再繼續含漱。

獨活酒

　　祛風散寒、通竅止痛，主治風寒牙痛，遇熱則痛減。

含漱　　無固定次數

配方　獨活、莽草、細辛各 50 克，製附子、防風各 25 克，白酒 2,000毫升。

製法　將所有藥材共研為細末，置於容器中，加入白酒，煎至一半，去渣留液即可。

用法　外用含漱。趁溫含漱冷吐，反覆含漱，痛止即停。

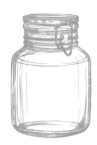

第九章
十女九病，
藥酒治療婦科疾病

1 痛經

　　痛經是指女性在經期及其前後，出現小腹或腰部疼痛，甚至痛及腰骶，每隨月經週期而發。痛經多因氣滯血瘀、寒凝、濕熱、氣虛所導致。治療當以調理氣血、溫經清熱為主。製備對症藥酒常用的中藥有月季花、紅花、益母草、當歸、丹參、元胡、川芎等。

益母草酒

　　活血養血調經，可用於治療痛經、月經量少或延期、小腹脹痛、閉經等症。

口服溫飲　　　每晚 1 次

配方　益母草 200 克，當歸 100 克，白酒 1,000 毫升。

製法　將益母草切碎、當歸切片，裝入紗布袋中，紮緊袋口，放入容器，加入白酒，密封浸泡 30 天，取酒液服用即可。

用法　口服溫飲。每晚 1 次，每次 10～20 毫升。

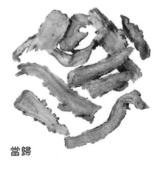

當歸

丹參益母酒

活血化瘀、行氣止痛，主治各類痛經。

口服

每天 2 次

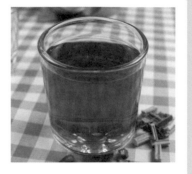

配方　益母草100克，丹參30克，元胡、小茴香各50克，白酒1,000毫升。

製法　將所有藥材研末，置於容器中，加入白酒，每天振搖1～2次，密封浸泡7～14天，去渣留液即可。

用法　口服。每天2次，每次15～30毫升，經前5日開始服用，至本次月經結束。

注意　寒凝痛經倍用小茴香，氣血虛損倍用丹參並加黃耆30～50克。

丹參祛痛酒

行氣活血、化瘀止痛，適用於氣滯血瘀型痛經。

口服

每天 3 次

配方　丹參、元胡各30克，川牛膝、紅花、鬱金各15克，白酒1,000毫升。

製法　將所有藥材裝入紗布袋中，放入容器，加白酒浸泡7天，每天搖晃數下，濾汁即可。

用法　口服。月經前3天開始服，每天3次，每次15～20毫升，至月經結束。

當歸肉桂酒

　　當歸補血活血、調經止痛、潤腸通便；肉桂補火助陽、引火歸元、散寒止痛、活血通經，常用於陽痿、宮冷、心腹冷痛、虛寒吐瀉、經閉、痛經等症。此酒有溫經活血之效。適用於月經錯後者。

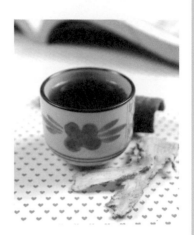

口服　　　每天 1 ～ 3 次

[配方]　當歸 30 克，肉桂 6 克，糯米酒 500 毫升。
[製法]　將當歸、肉桂放入容器，加入糯米酒，密封浸泡 7 天即可服用。
[用法]　口服。每天 1 ～ 3 次，每次 15 ～ 30 毫升。

調經酒

　　活血調經、開鬱行氣，主治月經不調，腹內疼痛或伴有脹、滿、痛等症。

口服　　　每天 2 次

[配方]　當歸、吳茱萸、川芎各 24 克，炒白芍、白茯苓、陳皮、元胡、丹皮各 18 克，香附（醋炒）、熟地黃各 36 克，小茴香、砂仁各 12 克，白酒 2,500 毫升。

[製法]　將所有藥材搗碎，裝入布袋，置於容器中，加入白酒，密封，隔水蒸煮 2 小時，靜置 24 小時後，過濾去渣即成。

[用法]　口服。每天 2 次，每次 20 毫升。

山楂玫瑰酒

　　山楂行氣散瘀，玫瑰行氣活血止痛，此酒行氣活血、化瘀止痛。主治氣滯血瘀型痛經。

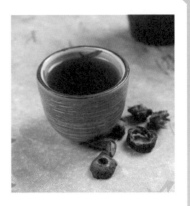

口服　　每天 1 次

配方　山楂 30 克，玫瑰花 15 克，黃酒 500 毫升，紅砂糖 20 克，冰糖 10 克。

製法　將山楂、玫瑰花研至粗碎，置於容器中，添加黃酒，每天振搖 1～2 次，密封浸泡 7 天，去渣留液，加入紅砂糖、冰糖溶解即可。

用法　口服。月經前 3 天開始，每天 1 次，睡前服用 15～20 毫升，至月經結束。

• •

歸芎鬱金酒

　　活血行氣、化瘀止痛，適用於婦女月經將來時臍腹疼痛等症。

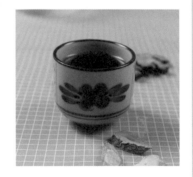

口服　　每天 2 次

配方　當歸、川芎、熟地、白芍各 9 克，木香、鬱金、元胡各 6 克，黃酒 500 毫升。

製法　將所有中藥粗加工至碎狀，置於砂鍋中，倒入黃酒，小火煎煮至 300 毫升左右，待涼，過濾去渣，留液即可。

用法　口服。每天 2 次，每次 50 毫升。

月季紅花酒

　　月季花能活血調經、解鬱、消腫；紅花能活血通經、祛瘀止痛；益母草活血、祛瘀、調經、消水；金錢草清熱利濕、通淋、消腫；水菖蒲開竅、化痰、健胃；紫蘇梗理氣寬中、止痛、安胎；茜草活血通經、涼血止血。諸藥合用，有極好的活血止痛功效，適用於氣血瘀滯引起的痛經、月經不調等症。

口服

每天 2～3 次

配方　月季花、紅花、益母草、金錢草、水菖蒲、紫蘇梗各 12 克，茜草 6 克，白酒 1,000 毫升。

製法　將所有藥材去除雜質，用涼開水快速淘洗，濾去水液，曬乾搗碎，用紗布袋裝好，放入瓷瓶或瓷罈內，注入白酒浸泡，封口。每天搖動 3～5 次，30 天後啟封，去除藥渣，濾取藥酒，裝瓶備用。

用法　口服。每天 2～3 次，每次 10～15 毫升。於月經來潮前 5～7 天開始服用，一直服到本次月經結束。下次月經來潮前仍按此法服用，連續服用 3 個月經週期。

當歸紅花酒

　　當歸補血活血、止痛潤腸，可用於治療血虛、痛經；丹參、紅花活血祛瘀、通經止痛、養血安神，為調經之要藥；月季花疏肝解鬱、活血調經。本酒理氣活血、調經養血。主治月經不調、痛經等症。

口服溫飲

每天 2 次

配方　當歸 30 克，紅花 20 克，丹參、月季花各 15 克，米酒 1,000 毫升。

製法　將所有藥材研成細末，裝入白紗布袋內，放進乾淨的容器中，倒入米酒浸泡，封口。7 天後開啟，去掉藥袋，澄清後即可飲用。

用法　口服溫飲。每天 2 次，每次空腹服用 15～30 毫升。

當歸元胡酒

當歸補血活血、調經止痛；元胡活血散瘀、利氣止痛；沒藥活血止痛、消腫生肌；紅花活血通經、散瘀止痛。諸藥合用，有行氣活血、化瘀止痛的功效，適用於氣滯血瘀型痛經。

口服

每天 3 次

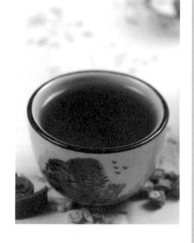

配方 當歸、元胡、沒藥、紅花各 15 克，白酒 1,000 毫升。

製法 將所有藥材去除雜質，用涼開水快速淘洗，濾去水液，曬乾搗碎，裝入紗布袋，紮緊口，放入瓷罈內，注入白酒浸泡，密封罈口。每天搖晃 1 次，30 天後去除藥包，留液即可。

用法 口服。於月經前 3 天開始服用，每天 3 次，每次 10 ～ 15 毫升，至月經結束。

2 月經不調

月經不調一般表現為月經週期或出血量異常，或是月經前、經期時的腹痛及全身症狀。平時不注意保養，情志不悅，或因淋雨受寒，過食生冷等都可能導致月經不調。

中醫認為月經不調多是由於氣血虛弱、肝腎虧損、氣血運行不暢造成的。治療當以補氣養血、滋補肝腎、活血通氣為主。製備對症藥酒常用的中藥有杜仲、當歸、地黃、川芎、桂枝、山楂、佛手、砂仁等。

枸杞杜仲酒

　　枸杞養肝補血，杜仲補肝腎、強筋骨；枸杞偏於補陰，杜仲偏於補陽。二者合用，陰陽並補，適用於女性經期靠後屬肝腎不足者，表現為經來先後不定、量少色淡清稀、面色晦暗、頭暈目眩耳鳴、腰膝酸軟、小腹空痛、夜尿多、大便不實。

口服

每天 2 次

配方　枸杞 50 克，杜仲 30 克，白酒 500 毫升。

製法　將枸杞、杜仲浸於酒中 3 ～ 5 天，即可飲用。

用法　口服。每天 2 次，每次 20 毫升。

八珍酒

　　滋補氣血、調理脾胃、美容養顏，對月經不調也有很好的調理作用。

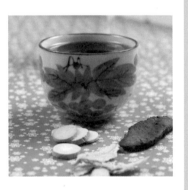

　口服　　每天 2 次

配方　全當歸 26 克，生地黃、人參各 15 克，炒白芍、茯苓、炙甘草各 20 克，白朮、五加皮各 25 克，紅棗、核桃仁各 36 克，川芎 10 克，白酒 2,000 毫升。

製法　將所有藥材用水洗淨後研成粗末，裝進用三層紗布縫製的袋中，將口繫緊，浸泡在酒罈中，封口，小火煮 1 小時，等候至冷卻，7 天後開啟，去渣留液即可。

用法　口服。每天 2 次，每次 15 ～ 20 毫升。

佛手砂仁酒

　　理氣活血，主治月經後期，量少、色暗有塊、小腹及胸脅、乳房脹悶不舒、精神抑鬱等症。

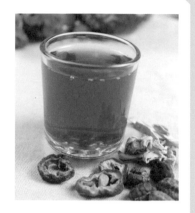

口服

每天 2 次

配方　砂仁、佛手、山楂各 30 克，黃酒 500 毫升。

製法　將所有藥材研至粗碎，置於容器中，添加黃酒，每天振搖 1 ～ 2 次，密封浸泡 7 天，去渣留液即可。

用法　口服。每天 2 次，每次 15 ～ 30 毫升。

注意　不擅飲酒者，可以用食醋代替酒，服用時加適量冰糖以平衡酸度。

茴香桂枝酒

　　溫經散寒，主治月經後期量少、暗紅、腹冷痛、得熱稍減、怕冷、面色青白等症。

口服

每天 2 次

配方　小茴香 30 克，桂枝 15 克，白酒 500 毫升。

製法　將所有藥材研至粗碎，置於容器中，添加白酒，每天振搖 1 ～ 2 次，密封浸泡 6 天，去渣留液即可。

用法　口服。每天 2 次，每次 15 ～ 20 毫升。

當歸加皮酒

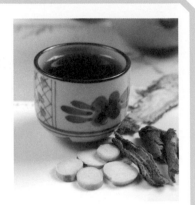

　　益氣養血、活血化瘀，主治月經先後無定期、食少乏力、面黃肌瘦、勞累倦怠、頭眩氣短、腰膝酸軟等症。

口服溫飲　　每天 2 次

配方　當歸 5 克，五加皮 12 克，白芍 4 克，甘草 3 克，川芎 2 克，核桃仁、大棗各 6 克，黃酒 1,000 毫升。

製法　將所有藥材切碎，置於容器中，添加黃酒，密封，隔水小火煮 1 小時，等待至冷卻後埋入土中 5 天後取出，每天振搖 1 ～ 2 次，密封浸泡 21 天，去渣留液即可。

用法　口服溫飲。每天 2 次，每次 15 毫升。

注意　痰火積熱及陰虛火旺者忌服。

3 白帶異常

　　白帶異常是指帶下量明顯增多，色、質、氣味異常，或伴有全身或局部症狀。中醫稱之為「帶下病」，認為患者是因肝脾不和、腎氣素虛，又受到濕熱之邪侵襲，導致任脈失固、帶脈失約引起的。治療當以理氣活血、袪濕散寒、清熱解毒、益氣溫經為主。製備對症藥酒常用的中藥有白芍、黃耆、生地黃、細辛、沙苑子、金櫻子、芡實等。

沙苑酒

補肝益腎，主治帶下淋漓、小便頻數而清長、腰膝酸痛等症。

口服　　　　早晚各 1 次

配方 沙苑子 300 克，白酒 2,000 毫升。

製法 將沙苑子用鹽水噴拌均勻，用小火炒至微乾，置研缽內略搗後，與白酒一同置入容器中，密封浸泡 12 天後可服用。

用法 口服。早晚各 1 次，每次 20 毫升。

・・・・・・・・・・・・・・・・・・・・・・・・・

水陸二仙酒

金櫻子固精縮尿、澀腸止瀉；芡實益腎固精、健脾止瀉、除濕止帶。二者合用，能益腎健脾、除濕止帶，適用於女子帶下屬濕濁下注者。

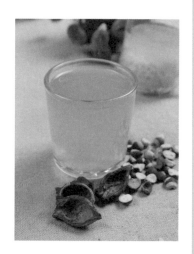

口服　　　每天午、晚飯前
各 1 次

配方 金櫻子、芡實肉（乾）各 120 克，米酒 1,000 毫升。

製法 將金櫻子去子洗淨搗碎，芡實肉研末，與米酒共入淨瓶，浸泡 5 ～ 7 天。每天振搖，待日滿，加食鹽少許（0.1 克）攪勻，隔水蒸熟，取汁備用。

用法 口服。每天午、晚飯前各 1 次，每次 30 毫升。

馬齒莧酒

　　馬齒莧清熱解毒、涼血止血，此酒可清熱利濕，主治濕熱帶下。

 口服　 每天 2～3 次

配方　鮮馬齒莧 300 克，黃酒 500 毫升。

製法　將馬齒莧去根，洗淨，搗爛，浸入黃酒中，4 天後用紗布過濾去渣，即可飲用。

用法　口服。每天 2～3 次，每次空腹服用 15 毫升。

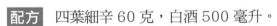

四葉細辛酒

　　理氣活血、祛濕散寒、祛瘀解毒，主治白帶、勞傷、腰腿痛、跌打損傷、癭腫等症。

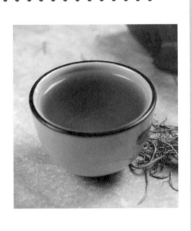

 口服　　每天 2 次

配方　四葉細辛 60 克，白酒 500 毫升。

製法　將所有藥材洗淨，切碎，置於容器中。加入白酒，密封，浸泡 7 天後，過濾去渣即成。

用法　口服。每天 2 次，每次 10～15 毫升。

芍耆地黃酒

白芍養血柔肝、緩中止痛；黃耆補氣固表、利尿托毒；生地黃清熱涼血、養陰生津；艾葉理氣逐寒、溫經止血。四藥與酒合用，有益氣溫經、止血止帶的功效，適用於因氣虛引起的赤白帶下、月經量多等症。

口服溫飲　　每天 2 ～ 3 次

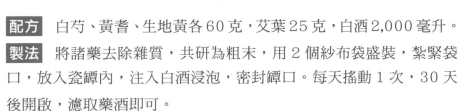

配方 白芍、黃耆、生地黃各 60 克，艾葉 25 克，白酒 2,000 毫升。

製法 將諸藥去除雜質，共研為粗末，用 2 個紗布袋盛裝，紮緊袋口，放入瓷罈內，注入白酒浸泡，密封罈口。每天搖動 1 次，30 天後開啟，濾取藥酒即可。

用法 口服溫飲。每天 2 ～ 3 次，每次 15 ～ 20 毫升。

4 崩漏

崩漏指的是婦女不規律的陰道出血：或出血量多，來勢急猛；或出血量少，淋漓不淨。崩漏多由情志抑鬱、操勞過度、產後或流產後起居飲食不慎、房事不節等引起衝任二脈功能失調而致。治療當以益氣補血、止血調經、清熱涼血固衝為主。製備對症藥酒常用的中藥有黃耆、丹參、三七、生地榆、薊根、大黃、仙鶴草等。

丹參酒

　　活血、涼血、清熱、止血，主治婦女崩中去血及產後餘病。

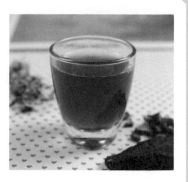

口服　　　每天 2 次

配方　丹參、生地黃、忍冬藤、生地榆、艾葉各 100 克，黃酒 5,000 毫升。

製法　將所有藥材搗碎，裝入紗布袋中，置於容器內，加入黃酒浸泡，每天搖晃 2 次，7 天後即可開啟，濾出汁液飲用。

用法　口服。每天 2 次，每次 20 ～ 30 毫升。

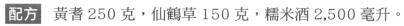

黃耆仙鶴酒

　　黃耆補氣固表，仙鶴草收斂止血。二者與酒合用，有益氣昇陽、收斂止血的功效。適用於婦女崩漏。

口服　　　每天 1 次

配方　黃耆 250 克，仙鶴草 150 克，糯米酒 2,500 毫升。

製法　將黃耆、仙鶴草浸於糯米酒中，5 天後即可飲用。

用法　口服。每天 1 次，於午或晚飯前服用。

槐花地榆酒

槐花涼血止血、清肝瀉火；地榆涼血止血、解毒斂瘡，此酒清熱涼血，止血調經，適用於血熱崩漏不止。

口服　　每天 3 次

配方 槐花、生地榆各 60 克，黃酒 1,000 毫升。

製法 將所有藥材研成粗末，置於容器中，加黃酒搖勻，密封浸泡 5 ～ 7 天，濾去藥渣，靜置澄清即可。

用法 口服。每天 3 次，每次 50 毫升。

大黃酒

活血化瘀、減肥瘦身，主治經期延長、肥胖症等。

口服　　每天 2 次

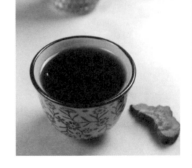

配方 大黃 10 克，黃酒 800 毫升，白砂糖、蜂蜜各適量。

製法 將大黃切片，置於容器中，添加黃酒，每天振搖 1 ～ 2 次，密封浸泡 30 天，去渣留液，加入白砂糖、蜂蜜溶解即可。

用法 口服。每天 2 次，每次 10 ～ 15 毫升。

注意 既往有肝炎、痔瘡、便溏、脾虛、陰虛等病症者忌服。

薊根酒

大薊有涼血止血、散瘀解毒消癰的功效，小薊有涼血止血、祛瘀消腫的作用。二者都是治療崩漏下血，以及各種出血、癰腫瘡毒的良藥。此酒適用於女子崩漏出血不止，屬血熱妄行者。

口服

早晚各 1 次

配方　大、小薊根各 100 克，白酒 600 毫升。
製法　將所有藥材浸於白酒中，5 天後開取即可飲用。
用法　口服。早晚各 1 次，每次 20 毫升。

5 閉經

閉經是指女子年滿 18 週歲仍無月經來潮，或已形成月經週期，又中斷 3 個月以上的現象。

中醫認為閉經多由衝任氣血失調所導致，治療當以調養衝任氣血為主，補腎健脾，益氣補血養陰、行氣活血，溫經通脈。製備對症藥酒常用的中藥有常春果、丹參、紅花、益母草、雞血藤、川芎等。

桑葚紅花酒

補腎養血、活血通經，主治腎虛血虧兼瘀、閉經等症。

口服溫飲

每天 2 次

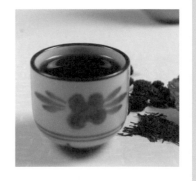

配方 桑葚 15 克，紅花 3 克，雞血藤 12 克，黃酒 300 毫升。

製法 將所有藥材搗碎，置於容器中，加等量清水、黃酒，小火蒸至減半，去渣留液即可。

用法 口服溫飲。每天 2 次，每次 50 毫升。

月季益母酒

月季活血調經、消腫解毒；益母草活血祛瘀、調經消水。此酒活血化瘀，適用於閉經。

口服

每天 1 次

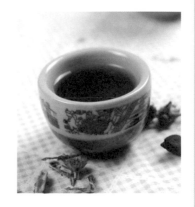

配方 月季花、益母草各 15 克，黃酒 100 毫升。

製法 將月季花、益母草去雜，用涼開水快速淘洗，晾乾，放砂鍋內，加入適量清水煎煮濃汁後，加黃酒溫服。

用法 口服。每天 1 次，午或晚飯前服用。

牡丹月季酒

活血通經，主治閉經、痛經等症。

 口服　　 每天 2 次

配方　牡丹花、月季花各 30 克，白酒 250 毫升。

製法　將所有藥材切碎，置於容器中，添加白酒，每天振搖 1 ～ 2 次，密封浸泡 7 天，去渣留液即可。

用法　口服。每天 2 次，每次 10 ～ 15 毫升。

- -

常春酒

常春果溫中補虛、養血通經；枸杞補腎益精、養肝補血。此酒能溫中益腎、養血通經，適用於血虛經閉、虛勞羸瘦、腹中冷痛等症。

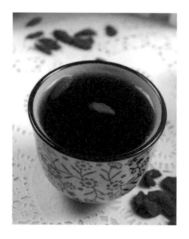

 口服　　 每天 3 次

配方　常春果、枸杞各 250 克，白酒 1,000 毫升。

製法　將常春果去除雜質，用涼開水快速淘洗，濾乾，打碎，與枸杞一同裝入瓷瓶或玻璃瓶中，注入白酒浸泡，密封瓶口，每天搖動 1 次。30 天後開啟，濾取藥酒即可。

用法　口服。每天 3 次，每次 15 ～ 20 毫升，飯前空腹服用。

注意　既往有肝炎、痔瘡、便溏、脾虛、陰虛等病症者忌服。

參茸補血酒

　　補血益精、活血通絡，主治腎陽
虛、精血不足、瘀血停滯所導致的閉
經、崩漏、月經不調、赤白帶下、腰
腿酸痛，以及陽虛精血不足所導致不
孕、不育症等。

口服

每天 3 次

配方　丹參 30 克，川芎、首烏、甘草、茯神各 12 克，枸杞、白荳蔻、
五味子各 9 克，鹿茸 6 克，白朮（焦）、蓮子肉、遠志、當歸、生地黃、
石菖蒲各 15 克，白酒 2,500 毫升，白糖 250 克。

製法　將所有藥材搗碎，裝入布袋，置於容器中，加入白酒和白糖，
密封，隔水蒸煮 3 小時，離火等待至冷卻，埋土中 3 天去火毒，浸
泡 5 天後，過濾去渣即成。

用法　口服。每天 3 次，每次 15 ～ 30 毫升。

6 女性不孕症

　　女性不孕症是指由於女方原因，未採取避孕措施正常同居一年而未妊
娠的現象。女性不孕有多方面的原因，排除先天性發育異常和某些疾病外，
中醫認為不孕多由腎精不充、衝任脈虛、胞宮虛冷，或素體虛弱、陰血不足，
或情志不暢、肝氣鬱結等引起。治療當以補益肝腎、益氣調經為主。製備
對症藥酒常用的中藥有柴胡、赤芍、白芍、當歸、枸杞等。

麻桃牛膝肉桂酒

活血化瘀，通經，適用於女子月經不調、不孕等症。

口服溫飲　　每天早晚各 1 次

配方　火麻仁、桃仁、川牛膝、肉桂、射干、黃瓜根、百草霜各 30 克，黃酒 2,000 毫升。

製法　將桃仁去皮、尖，與其他各藥共碾碎，裝入紗布袋，紮口，放入容器中，加入白酒，密封浸泡 10 天，隔天晃 1 次，開封後去藥袋即可。

用法　口服溫飲。每天早晚各 1 次，每次 30 ～ 50 毫升。

排卵酒

補益肝腎、活血、調經、促排卵，能促進性腺發育，適用於因肝腎失養、氣滯血瘀引起卵巢功能不足、不孕症。

口服　　每天飯前 1 次

配方　柴胡 6 克，赤芍、白芍、雞血藤、坤草、澤蘭、蘇木、劉寄奴、淮牛膝、生蒲黃、女貞子、覆盆子、菟絲子、枸杞各 10 克，黃酒 1,500 毫升。

製法　將所有藥材一同搗碎，裝入乾淨的布袋中，紮緊袋口，放入乾淨的瓦罐中，加入黃酒，置於陰涼乾燥處，經常搖動。14 天後即可開啟飲用。

用法　口服。每天飯前 1 次，每次空腹服用 15 ～ 20 毫升。

當歸黨參酒

當歸補血行血、調經止痛；黨參補氣養血、生津、安神。二者與酒合用，有益氣養血調經的功效。適用於婦女經水不調、氣血不和所導致的不孕症，或婦女血虛氣弱等症。

口服溫飲

每天 1 次

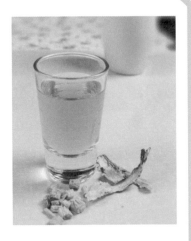

配方 全當歸 100 克，黨參 80 克，白酒 2,500 毫升。

製法 將所有藥材搗碎，裝入紗布袋並紮緊口，放入酒罈內，倒入白酒浸泡 15 天即成。

用法 口服溫飲。每晚 1 次，臨睡前服用 15 毫升。

- -

宜男酒

補肝腎、益精血，適用於肝腎虧虛、精血不足所導致的月經不調、婚後不孕等症。

口服　　每天 2 次

配方 全當歸、茯神、枸杞、川牛膝、製杜仲、桂圓肉、核桃肉、葡萄乾各 30 克，白酒 2,500 毫升。

製法 將所有藥材搗碎，置於容器中，加白酒密封，隔水加熱 30 分鐘，過濾去渣即成。

用法 口服。每天 2 次，每次 10 毫升。

注意 飲酒期間忌房事或避孕。

種玉酒

　　活血通經、調和氣血，適用於氣鬱血瘀、痰濕阻滯所導致的女子不孕、月經不調等。此酒藥性較為平和，治療不孕症應堅持常服，不要間斷。開始時可適當減量，適應後再逐漸加至原量。體型肥胖的月經不調者也可以常飲。

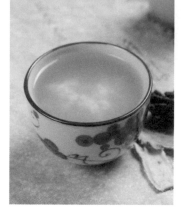

口服溫飲　　　每晚 1 次

配方　當歸 150 克，遠志 120 克，糯米酒 1,500 毫升。

製法　將當歸切碎，與遠志和勻，用乾淨紗布袋包好，放入盛有糯米酒的容器中，密封浸泡 1 個月，過濾去渣即成。

用法　口服溫飲。每晚 1 次，睡前服用 15 毫升。

7 產後虛弱

　　產後虛弱是指產後因腑臟陰陽氣血嚴重受損，身體正常功能不能恢復到產前的症狀，如不能及時調理，會對身體造成無可挽回的傷害。

　　產後虛弱多因全身陰陽氣血耗損過大所導致，調理當以益氣養血為主。製備對症藥酒常用的中藥有當歸、川芎、黃耆、靈芝、杜仲、枸杞等。

杜仲肉桂酒

益腎壯腰、活血通絡，主治產後臟虛、腰部疼痛、肢節不利等症。

 口服溫飲　 每天 2 ～ 3 次

配方 杜仲 60 克，肉桂、丹參、當歸、川芎、淮牛膝、桑寄生、製附子、熟地黃各 30 克，花椒 15 克，白酒 1,500 毫升。

製法 將所有藥材搗碎，置於容器中，添加白酒，每天振搖 1 ～ 2 次，密封浸泡 7 天，去渣留液即可。

用法 口服溫飲。每天 2 ～ 3 次，每次空腹服用 10 ～ 15 毫升。

靈芝黃精酒

益氣養血，對產後虛弱有調理作用，也適宜身體虛弱、貧血、鬚髮早白的人飲用。

 口服　 每天 2 次

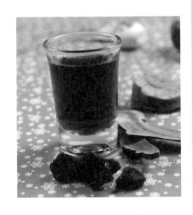

配方 靈芝、黃精、何首烏、桂圓肉、黨參、熟地黃各 50 克，白酒 3,000 毫升。

製法 將所有藥材搗碎，裝入紗布袋中，置於容器內，加入白酒，密封浸泡，每天振搖 1 ～ 2 次，浸泡 14 天，去渣留液即可。

用法 口服。每天 2 次，每次 15 ～ 25 毫升。

糯米甜酒

　　溫中益氣、補氣養顏，主治產後虛弱、面色少華、自汗，或平素體虛、頭暈目眩、面色萎黃、少氣乏力、胃痛、便祕等症。

口服

每天 1 次

配方　糯米 4,000 克，冰糖 500 克，甜酒麴粉適量。

製法　糯米用水淘淨，蒸熟，攤開降溫，勻撒甜酒麴粉，密封，置於陰涼乾燥處，常規釀酒。酒熟後去糟留液，加冰糖溶解即成。

用法　口服。每天 1 次，每次 50 ～ 60 毫升。

注意　陰虛火旺者忌服。

桂圓黨參酒

　　益氣養血、健脾益肺，主治產後虛弱、身體虛弱、貧血、鬚髮早白等症。

口服　　每天 2 次

配方　桂圓肉、黨參、枸杞、黃耆、當歸、熟地黃各 50 克，山藥、茯苓、陳皮、紅棗各 25 克，白酒 7,000 毫升，冰糖 700 克。

製法　將所有藥材研粉，用白酒 5,000 毫升作為溶劑進行滲漉，收集滲液，加冰糖溶解，再添加白酒至 7 升，去渣留液即可。

用法　口服。每天 2 次，每次 15 ～ 25 毫升。

注意　感冒發熱、喉痛、眼赤、陰虛火旺者忌服。

當歸續斷酒

補虛損，主治產後虛損、小腹疼痛等症。

口服溫飲

每天 3 次

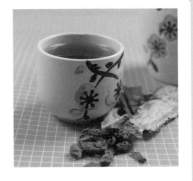

配方 當歸、續斷、肉桂、川芎、乾薑各 40 克，白芍 50 克，吳茱萸、生地黃各 100 克，甘草、白芷各 30 克，紅棗 20 克，白酒 2,000 毫升。

製法 將所有藥材搗碎，置於容器中，添加白酒，每天振搖 1 ～ 2 次，密封浸泡 1 天，去渣留液。再添加清水 1,000 毫升，小火煮取 1,500 毫升即成。

用法 口服溫飲。每天 3 次，每次 20 ～ 30 毫升。

注意 吳茱萸有小毒，本酒不宜多服、久服。

8 乳腺增生

中醫認為乳腺增生主要是由肝鬱氣滯、情志內傷所導致。平素情志抑鬱，氣滯不舒，氣血失度，乳絡經脈阻塞不通，而引起乳房疼痛；肝氣橫逆犯胃，脾失健運，痰濁內生，氣滯血瘀挾痰結聚為核。治療當以清熱解毒、消腫散結、疏肝理氣為主。製備對症藥酒常用的中藥有蒲公英、鬱金、柴胡、虎刺根、橘皮、佛手、玫瑰花等。

柴胡鬱金酒

　　柴胡疏肝解鬱；鬱金行氣活血、清心解鬱、安神；白芍養血、平肝、止痛。此酒有疏肝解鬱的功效，適用於乳腺增生屬肝鬱氣滯者，症見情志不舒、精神抑鬱、胸脅及乳房脹痛等。

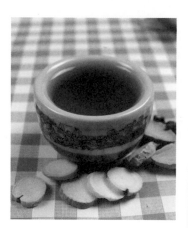

 口服　　 每天 2 次

配方　柴胡、鬱金、白芍各 30 克，黃酒 800 毫升。

製法　將所有藥材裝入紗布袋中，置於容器內，加入黃酒，密封浸泡，每天搖晃 1 ～ 2 次，7 天後即可取用。

用法　口服。每天 2 次，每次 20 ～ 40 毫升。

丹皮鬱金酒

　　牡丹皮清熱涼血；鬱金行氣活血止痛、解鬱清心；香附疏肝理氣、止痛；梔子瀉火除煩、清熱利濕、涼血解毒、消腫止痛；川楝子行氣止痛；當歸補血活血。諸藥與酒同用，有清肝瀉火、疏肝理氣的功效，適用於乳腺增生屬肝鬱化火者，症見急躁易怒、胸脅及乳房脹痛、舌紅等。

 口服

 每天 2 次

配方　牡丹皮、鬱金、香附、梔子各 30 克，川楝子 15 克，當歸 20 克，米酒 750 毫升。

製法　將所有藥材搗碎，裝入紗布袋，放入容器中，加入白酒浸泡 7 天，濾汁備用。

用法　口服。每天 2 次，每次 20 ～ 40 毫升。

蒲公英酒

清熱解毒、消腫散結，適用於乳腺增生。

口服　　　　敷用　　　口服每天 2 次，
　　　　　　　　　　　敷用無固定次數

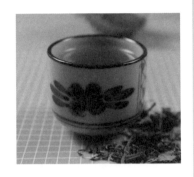

配方　鮮蒲公英 50 克，黃酒 30 毫升。

製法　將蒲公英洗淨晾乾水分，搗爛取汁，加入黃酒調勻服用。

用法　口服、敷用。口服每天 1 劑，分 2 次服用，以上調配為 1 劑的量，同時可用蒲公英渣外敷於患處，無固定次數。

佛手玫瑰酒

佛手疏肝解鬱、理氣和中；玫瑰花行氣解鬱、活血止痛。此酒具有疏肝解鬱的功效，適用於乳腺增生屬肝鬱氣滯者，症見情志不舒、精神抑鬱、胸脅及乳房脹痛等。

口服　　　每天 2 次

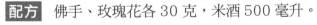

配方　佛手、玫瑰花各 30 克，米酒 500 毫升。

製法　將所有藥材裝入紗布袋，置於容器中，加入米酒，密封浸泡 7 天，濾汁備用。

用法　口服。每天 2 次，每次 20 ～ 40 毫升。

三橘酒

　　開鬱散結、通絡消腫，主治氣滯血瘀、乳房結塊增生等症。

 口服　 每天 2 次

配方　青橘皮、青橘葉、橘核各 15 克，白酒 250 毫升。

製法　將所有藥材切碎，置於容器中，加入白酒，再加水 250 毫升，煎至 200 毫升，去渣留液即可。

用法　口服。每天 2 次，每次 100 毫升。

・・・・・・・・・・・・・・・・・・・・・・・・・・・・・・・・・・・・

虎刺根酒

　　祛風除濕、活血化瘀，主治乳結硬塊、乳結疼痛等症。

 口服　 每天 2 次

配方　虎刺根 30 克，黃酒 100 毫升。

製法　將虎刺根搗爛，置於容器中，添加黃酒，密封浸泡，每天搖晃 1 ～ 2 次，7 天後濾汁備用。

用法　口服。每天 2 次，每次 20 ～ 30 毫升。

9 急性乳腺炎

　　急性乳腺炎因乳腺急性化膿感染所導致，多發生於產後哺乳初期的婦女，尤其是初產婦更為多見。多表現為乳房紅、腫、熱、痛，同側腋窩淋巴結腫大、疼痛，全身發熱。中醫認為是胃經積熱、情志不暢、肝鬱氣滯所導致，治療當以清熱解毒、痛經活絡為主。製備對症藥酒常用的中藥有絲瓜絡、蒲公英、金銀花等。

絲瓜絡酒

　　通經活絡、清熱解毒，主治急性乳腺炎、乳房紅腫熱痛、乳汁不通、微有惡寒、發熱，子宮脫垂等症。

口服

每天 1 次

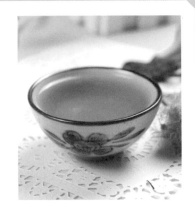

配方　乾絲瓜絡 20 克，白酒 20 毫升。

製法　將絲瓜絡研碎，置於容器中，點火燃燒成炭末，添加白酒攪拌至均即可。

用法　口服。每天 1 次，每次 1 劑。

蒲金酒

　　清熱解毒、消腫散結，主治乳腺炎。

敷用

早晚各 1 次

配方　蒲公英、金銀花各 15 克，黃酒 200 毫升。

製法　將所有藥材用黃酒煎至減半，去渣，候溫即可。

用法　敷用。每天 1 劑，早晚各 1 次，並以藥渣敷患處。以上調配為 1 劑的量。

10 更年期症候群

　　更年期症候群主要表現為女性在絕經前後出現月經紊亂、潮熱多汗、頭暈失眠、心悸胸悶等各種不適。中醫認為本病主要是衝任虛衰所導致，治療當以健脾補腎、滋陰寧心、疏肝解鬱為主。製備對症藥酒常用的中藥有黃精、首烏、枸杞、當歸、地黃等。

黃精枸杞酒

　　補虛益陰、祛濕除痺，適用於更年期女性陰血虧虛、肢體乏力、腰膝酸軟、潮熱、虛煩失眠等症。

口服

每天 2 次

配方　黃精、枸杞、蒼朮各 25 克，天門冬、側柏葉各 30 克，糯米 600 克，酒麴 60 克。

製法　將所有藥材置砂鍋內加水煮至 1,000 毫升，去渣留液等待至冷卻。糯米洗淨蒸熟，瀝乾等待至冷卻，加入藥汁、酒麴（研末）拌勻密閉，置於陰涼乾燥處，酒成後去糟留液即可。

用法　口服。每天 2 次，每次 15 ～ 20 毫升。

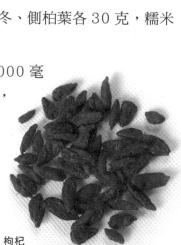

枸杞

更年樂藥酒

補益肝腎、寧心安神，主治更年期肝腎虧虛、陰陽失調所導致耳鳴健忘、腰膝酸軟、自汗盜汗、失眠多夢、五心煩熱、情緒不穩定等症。

口服　　　每天早晚各 1 次

配方 淫羊藿 15 克，製首烏、熟地黃、首烏藤、核桃仁、川續斷、桑葚子、補骨脂、當歸、白芍、人參、菟絲子、淮牛膝、車前子、黃柏、知母各 10 克，生牡蠣 20 克，鹿茸 5 克，白酒 1,500 毫升。

製法 將所有藥材一同研為粗末，用紗布袋裝，紮口，置乾淨容器內，加白酒浸泡，密封 14 天後開封，取出藥袋，壓搾取液，合併搾取液與藥酒後過濾即可。

用法 口服。每天早晚各 1 次，每次10 ～ 15 毫升。

注意 痰熱內盛者忌服。

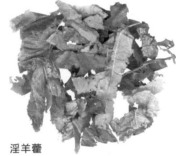

淫羊藿

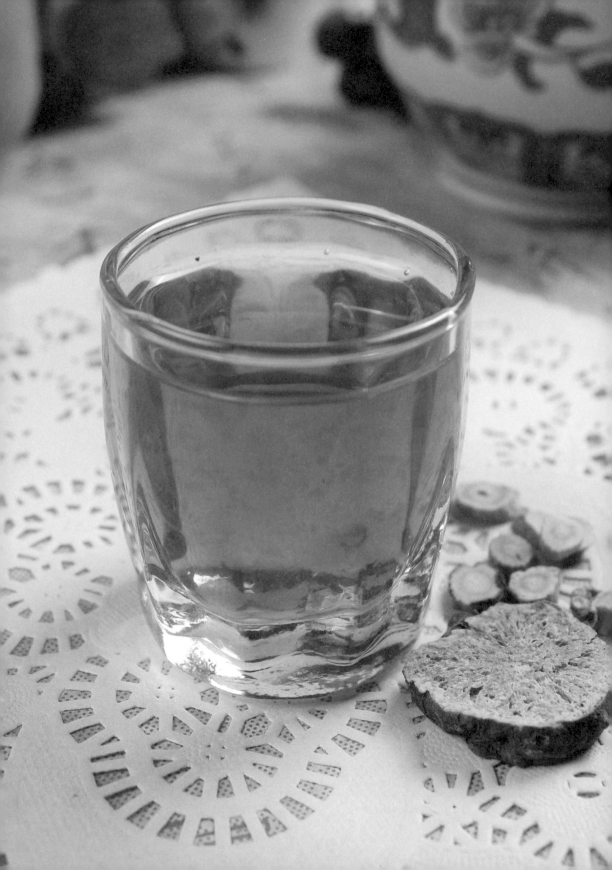

下篇
家庭保健，一味藥酒補養全家

上醫治未病，要想收穫健康，
就不能忽略調養。
嗜酒傷身，小酌養人，
再佐以滋補的名方，效果就更好了。
同樣是喝酒，喝出長壽喝出健康，
豈不更好？

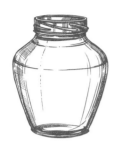

第十章
為全家人準備的強身藥酒

1 強筋壯骨

　　所謂筋骨，就是人體的筋肉和骨頭，泛指體格。筋骨強壯，身體強健有力，抵抗力就好，外邪就不容易入侵，不易生病。中醫認為肝為作強之器，腰為腎府，腎主骨髓，脾主肌肉，要想筋骨強壯，就要補腎益肝健脾，祛風散寒除濕。製備對症藥酒常用的中藥有牛膝、杜仲、肉桂、肉蓯蓉、枸杞、補骨脂、地黃、桂圓肉、千年健、仙茅、巴戟天等。

地冬首烏酒

　　補益肝腎、養血填精、強筋壯骨，主治肝腎虧虛、腰酸腿軟、膝關節腫痛、肌膚萎縮等症。

口服

每天 2 次

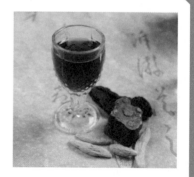

配方　何首烏、熟地黃、生地黃、當歸、天門冬、麥門冬 15 克，淮牛膝、杜仲各 10 克，白酒 1,000 毫升。

製法　將所有藥材搗碎，置於容器中，添加白酒，每天振搖 1 ～ 2 次，密封，浸泡 7 天，去渣留液即可。

用法　口服。每天 2 次，每次 20 毫升。

牛膝強腰酒

祛風濕、強筋骨、壯腰膝，適用於陽氣不足、風濕阻絡所導致之關節疼痛、遇寒加重，兼見肢節屈伸攣急、麻木、步履無力等症。

口服

每天 2 次

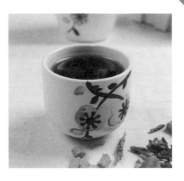

配方　淮牛膝、秦艽、天門冬各 30 克，獨活 36 克，肉桂、五加皮各 24 克，細辛、石楠葉、薏仁、製附子、巴戟天、杜仲各 12 克，白酒 2,000 毫升。

製法　將諸中藥加工研成粗末，置於容器中，倒入白酒，密封，浸泡 7 ～ 10 天，濾去藥渣，澄清即可。

用法　口服。每天 2 次，每次 10 ～ 20 毫升。

注意　附子有毒，故宜使用製附子，不適合過量飲用。

補腎壯骨酒

補益肝腎、強壯筋骨，適用於中老年人肝腎不足兼有風濕阻絡所導致之腰膝酸痛、肢體麻木、關節不靈活、下肢酸軟等症。

口服溫飲

每天 2 次

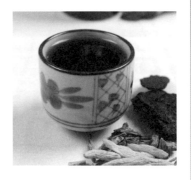

配方　熟地、秦艽、麥門冬各 45 克，生地、五加皮、全當歸各 60 克，羌活、獨活、小茴香、烏藥各 15 克，川萆薢、淮牛膝、蒼朮、廣陳皮、川斷、枸杞、丹皮、木瓜各 30 克，白酒 4,000 毫升。

製法　將所有藥材切成小片，盛入紗布袋，與白酒一起放入容器中，密封，隔水煮 4 小時，埋入土中 7 天退火氣，即可溫飲。

用法　口服溫飲。每天 2 次，每次 10 ～ 20 毫升。

千年健酒

祛風濕、強筋骨、止痺痛，適用於陽氣不足、風濕阻絡所導致的肢體痺痛、腰膝冷痛、筋骨無力、下肢麻木等症。最宜老年人溫飲。

 口服溫飲

 每天 2 次

配方　千年健 100 克，白酒 1,000 毫升。

製法　將千年健加工成粗末，置於玻璃容器中，加入白酒浸泡 7 ～ 10 天，每天搖動幾次，濾去藥渣，澄清裝瓶即可溫飲。

用法　口服溫飲。每天 2 次，每次 10 ～ 20 毫升。

健步酒

補腎壯陽、補虛健脾、散寒除濕，適用於脾腎虛損所導致之腰膝無力、脘腹不溫、性慾減退及風濕痺痛、關節拘攣、不思飲食、健忘失眠等症。

 口服溫飲

 每天 2 次

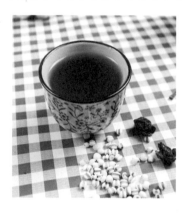

配方　羊腸、薏仁、桂圓肉、仙靈脾、沙苑子、仙茅各 60 克，白酒 3,000 毫升。

製法　將生羊腸洗淨、晾乾，切成小段，其餘藥材切碎，裝入細紗布袋，紮緊口，將藥袋放入瓦罈內，然後倒入白酒。加蓋密封，置陰涼乾燥處，每天搖動數下，經 3 週後開封取出藥袋，再以細紗布過濾即可。

用法　口服。每天 2 次，每次 10 ～ 20 毫升。

注意　陰虛火旺或有實火者忌用。

杜仲胡麻酒

　　補肝腎、益精血、堅筋骨、祛風濕，適用於肝腎不足所導致腰膝酸軟、精血虧損、筋骨酸軟、步履無力、頭暈目眩、大便祕結及風濕痺痛等症。

口服

每天 2 次

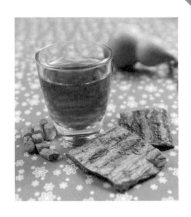

配方　胡麻仁、杜仲、淮牛膝各 60 克，丹參、白石英各 30 克，白酒 2,500 毫升。

製法　先將白石英洗淨、搗成碎粒，杜仲、淮牛膝、丹參搗碎，共裝入細紗布袋內，紮緊口備用。再將胡麻仁洗淨除雜，微炒至香，置於瓷器內搗爛成泥。最後將白酒倒入瓷器內，同藥泥拌勻，加蓋密封，置陰涼乾燥處。每天搖動 1 ～ 2 次，經 7 天後開封濾去渣，裝入乾淨小罈。藥袋放入酒罈，加蓋封口，置陰涼乾燥處。每天搖動數下，使藥汁溶於酒中，經 14 天後開封，去掉藥袋即成。

用法　口服。每天 2 次，每次 10 ～ 20 毫升。

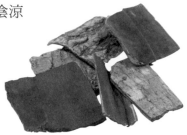

杜仲

牛膝石斛酒

　　淮牛膝、杜仲補肝腎、強筋骨；石斛養陰清熱、益胃生津；丹參活血調經、涼血消癥；熟地補血滋陰、益精填髓；肉桂補火助陽、散寒止痛、溫經通脈。諸藥與酒合用，有祛風除濕、補腎壯腰、強筋健骨的功效，適用於因風寒濕痹阻滯經絡所導致之腰腳沉重、肢體軟弱無力、肢體麻木等症。

口服

每天 2 次

配方　石斛 85 克，淮牛膝 15 克，杜仲 120 克，丹參 90 克，熟地 150 克，肉桂 60 克，白酒 3,000 毫升。

製法　將所有藥材搗成粗末，裝入白紗布袋，與白酒一起置瓷罈中，加蓋，放入熱水中，隔水加熱數小時，取出浸泡 5 ～ 7 天，開封，去掉藥袋，過濾去渣，澄清即可。

用法　口服。每天 2 次，每次 10 ～ 20 毫升。

三味杜仲酒

　　溫肝散寒、強筋壯骨、活血通絡，主治肝陽虛寒，瘀血內阻，腰脊酸軟、陽痿早洩，筋骨疼痛、麻木酸脹，四肢、關節刺痛、活動不利，遇陰雨天或夜晚疼痛更劇，以及小便餘瀝等症，也可以用於冠心病、高血壓、腦動脈硬化。

口服

每天 2 次

配方　杜仲、丹參各 60 克，川芎 30 克，白酒 1,000 毫升。

製法　將所有藥材研磨至粗碎，置於容器中，添加白酒，每天振搖 1 ～ 2 次，密封浸泡 14 天，去渣留液即可。

用法　口服。每天 2 次，每次 10 ～ 15 毫升。

注意　陰虛火旺、口舌生瘡、性慾亢進者忌服。不擅長飲酒或高血壓者，可以改用黃酒。

2 強身健體

我們平時所得的大多數疾病其實都是外邪入侵所導致，中醫認為，內正則外邪不侵，而所謂內正，就是身體的抵抗力強。要想有好的抵抗力，最重要的一點就是要身體強壯。製備對症藥酒宜選用具有補氣昇陽、益衛固表作用的中藥，如黃耆、白朮、人參、地黃、黨參等。

人參地黃酒

人參大補元氣、復脈固脫、補脾益肺、生津安神；熟地黃滋陰補血、益精填髓。此酒大補氣血、補腎益精，適用於身體虛弱、免疫力低下、神經衰弱、頭暈目眩、腰膝酸軟等症。

口服溫飲

每天 2 次

配方 人參 10 克，熟地黃 50 克，白酒 2,500 毫升。

製法 將人參切片，與熟地黃一同放入紗布袋內，封好袋口，把藥袋放入容器中，加入白酒密封浸泡。每天搖動 1 次，浸泡 15 天後即可飲用。

用法 口服溫飲。每天 2 次，每次 10 ～ 20 毫升。

參朮歸地酒

補脾、益氣、養血，適用於神疲乏力、食慾不振、頭暈眼花等屬氣血不足者。

口服溫飲　每天早晚各 1 次

配方　黨參、白朮、當歸身、熟地各 30 克，白酒 1,500 毫升。

製法　將所有藥材加工成粗末，裝入紗布袋中，紮緊口。將白酒倒入瓷罈內，放入藥袋，加蓋密封，置陰涼乾燥處。每天搖動 1 次，14 天後即可飲用。

用法　口服溫飲。每天早晚各 1 次，每次 10 ～ 20 毫升。

黨參酒

補中益氣、生津養血，適用於免疫力低下，經常感冒、怕冷、腹瀉、食慾不振、體弱乏力、語聲低微、頭暈心慌等屬氣虛者。

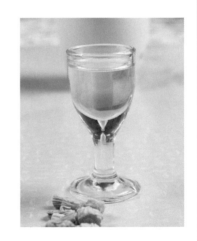

口服　　每天 2 次

配方　黨參 30 克，白酒 1,000 毫升。

製法　將黨參拍出裂縫，置於淨瓶中，加入白酒浸泡，封口。每天搖動 1 次，7 天後即可飲用。酒盡後可再添，味薄後取出黨參食用。

用法　口服。每天 2 次，每次 10 ～ 20 毫升。

黃耆酒

　　黃耆素以「補氣諸藥之最」著稱，有補氣昇陽、益衛固表、利水消腫、托瘡生肌作用。此酒有補氣昇陽、益衛固表的功效，適用於免疫力低下，經常感冒、怕冷、怕風、腹瀉、食慾不振、體弱乏力、語聲低微等屬氣虛者。

口服

每天 2 次

配方　黃耆 120 克，米酒 1,000 毫升。

製法　將黃耆加工成粗末，放入紗布袋中，用米酒浸泡於密封容器中，每天搖動 1 次，7 天後即成。

用法　口服。每天 2 次，每次 10 ～ 20 毫升。

玉屏風酒

　　益氣補虛、固表，適用於免疫力低下，經常感冒、怕冷、怕風、汗多、體弱乏力等屬氣虛者。

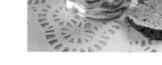

口服

每天 1 次

配方　黃耆、白朮各 20 克，防風 10 克，白酒 1,000 毫升。

製法　將所有藥材加工為粗末，裝入紗布袋內，紮緊口，置於瓷罈中，倒入白酒，加蓋密封。每天搖動 1 次，7 天後即可開啟飲用。

用法　口服。每天 1 次，每次 20 ～ 30 毫升。

3 防癌抗癌

　　癌症是細胞生長增殖機制失常而引起的疾病，而細胞生長失控說到底還是身體本身虛弱造成的，所以防癌抗癌當以強健身體、增強免疫力為主。可以選用一些具有補中益氣、活血散結功效的中藥，對於有疼痛的，還可以使用一些有止痛作用的中藥。製備對症藥酒常用的中藥有核桃青果、刺五加、大貝母、石蟬草、露蜂房等。

蜂房全蠍酒

　　露蜂房有攻毒殺蟲、祛風止痛的功效；全蠍有息風止痙、攻毒散結、通絡止痛的作用；小慈姑有散結消腫的作用；白殭蠶有息風止痙、祛風止痛、化痰散結之功；蟾蜍有開竅醒神、止痛、解毒的作用。五藥與酒合用，有攻毒、殺蟲的功效。適用於食管癌、胃癌等症。

口服溫飲　　　每天早晚各 1 次

配方 露蜂房、全蠍各 20 克，小慈菇、白殭蠶各 25 克，蟾蜍皮 15 克，白酒 1,000 毫升。

製法 將所有藥材搗碎，置於容器中，加入白酒，密封浸泡 7 天後，即可飲用。酒盡添酒，味薄即止。

用法 口服溫飲。每天早晚各 1 次，每次 10 ～ 20 毫升。

石蟬草酒

　　石蟬草有清熱潤肺、補中益氣、散結消腫的作用，臨床常用於治癰腫癤瘡、水腫、跌打損傷、哮喘、結核。此酒有祛瘀散結、抗癌的功效，適用於胃癌、食管癌、肝癌、肺癌、乳腺癌等症。

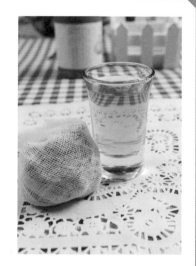

口服　　　　每天 2 次

配方　石蟬草 250 克，白酒 1,000 毫升。

製法　將所有藥材洗淨、切碎，裝入布袋，紮緊口，置於容器中，加入白酒，密封浸泡 10 ～ 15 天，過濾去渣即成。

用法　口服。每天 2 次，每次 10 ～ 20 毫升。

・・

南瓜蒂酒

　　疏肝解鬱、養血散結，主治乳腺癌初期，乳房脹痛有塊、兩脅脹痛等症。

口服　　　　每天 2 次

配方　南瓜蒂 200 克，黃酒適量。

製法　將南瓜蒂燒灰存性（南瓜蒂燒至外部焦黑，表面部分炭化，裡面焦黃為度），研為藥末。

用法　口服。每天 2 次，每次用黃酒沖服藥末 10 克。

抗癌酒

核桃青果有止痛抗癌的作用，刺五加有補中、益精、強意志、祛風濕、壯筋骨、活血去瘀、健胃利尿等功能。此酒有抗癌的功效，適用於腸癌等消化系統癌症。

口服

每天 2 次

配方　核桃青果、刺五加各 100 克，白酒 500 毫升。

製法　將所有藥材搗碎，置於容器中，加入白酒，密封，浸泡 20 天即可飲用。

用法　口服。每天 2 次，每次 10 毫升。

大貝母酒

大貝母有散結、消腫、解毒等作用；核桃仁能補腎、溫肺、潤腸；連翹、金銀花能清熱解毒。諸藥合用，有解毒散結、抗癌消腫的功效。適用於乳腺癌等症。

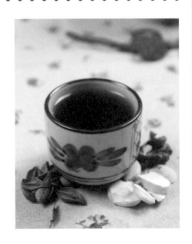

口服

每天 2 次

配方　大貝母（土貝母）、核桃仁、連翹、金銀花各 9 克，黃酒 100 毫升。

製法　將所有中藥搗碎，置於沙鍋內，加入黃酒和 100 毫升水，小火煎 10 分鐘，取汁備用。

用法　口服。每天 2 次，每次 10 ～ 20 毫升。

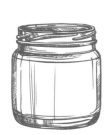

第十一章
為老年人準備的
長壽藥酒

1 烏鬚黑髮

　　健康的鬚髮應當是黑澤粗密、長而不枯。隨著年齡的增長，鬚髮失養，就會逐漸轉白。除了年老體衰、鬚髮變白以外，其他情況下，鬚髮變白都是不正常的。中醫認為鬚髮變白多與肝腎虧虛、肝鬱脾濕、氣血不足等因素有關。治療當以清心除熱、補肝益腎、益氣養血為主。製備對症藥酒常用的中藥有首烏、地黃、茯苓、桑葚、枸杞、黑芝麻等。

常春枸杞酒

　　補腎壯陽、祛風除濕，主治腎陽不足、腰膝冷痛、鬚髮早白、身體羸弱、腹中冷痛、婦女經閉等症。

口服

每天 3 次

配方 春藤子、枸杞各 200 克，白酒 1,500 毫升。

製法 將常春藤子、枸杞搗碎，置於容器中，添加白酒，每天振搖 1～2 次，密封浸泡 7 天，去渣留液即可。

用法 口服。每天 3 次，每次 20～40 毫升。

首烏茯苓酒

補腎滋陰、益氣養血，主治鬚髮早白。

口服　　每天睡前 1 次

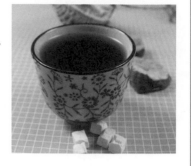

配方　赤何首烏、白何首烏、赤茯苓各 90 克，低度白酒 1,500 毫升。

製法　將所有藥材研末，置於容器中，添加白酒，每天振搖 1 ～ 2 次，密封浸泡 20 天，去渣留液即可。

用法　口服。每天睡前 1 次，每次 15 毫升。

注意　痰火積熱、陰虛火旺及陽虛畏寒者忌服。少數人服用何首烏後可能出現肝損害、皮膚過敏、眼部色素沉著、腹痛、泄瀉等症狀，如此應立即停用。

烏髮益壽酒

補益肝腎、清虛熱，主治肝腎虧虛、鬚髮早白、頭暈目眩、腰膝酸痛、面容枯槁、目赤耳鳴等症。

口服溫飲

每天 2 次

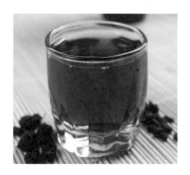

配方　女貞子 80 克，墨旱蓮、桑葚各 60 克，黃酒 1,500 毫升。

製法　將上述藥材搗爛，置於容器中，添加黃酒，每天振搖 1 ～ 2 次，密封浸泡 14 天，去渣留液即可。

用法　口服溫飲。每天 2 次，每次空腹服用 10 毫升。

注意　陽虛畏寒者慎服。

耐老酒

補益肝腎、養血祛風，主治肝腎虧虛、鬚髮早白、頭暈頭痛、耳鳴耳聾、腰膝酸軟，以及風濕阻絡所導致的肢體痺痛、腰膝冷痛、筋骨無力、下肢麻木等症，最宜老年人溫飲。

 口服溫飲

 每天 3 次

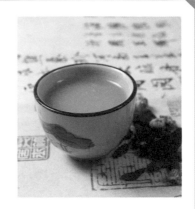

配方　生地黃、枸杞、菊花各 20 克，糯米 2,500 克，酒麴 200 克。

製法　將生地黃、枸杞、菊花搗碎，加入清水5,000毫升，煮取2,500毫升，等候至冷卻。將酒麴研製為碎末。將糯米蒸熟，瀝半乾，候溫，加藥汁、酒麴末拌勻，密封，置陰涼乾燥處，酒熟後去糟留液即可。

用法　口服溫飲。每天 3 次，每次空腹服用 20 ～ 30 毫升。

枸杞枝地酒

滋陰養肝、清熱涼血，主治陰虛血熱、鬚髮早白、頭暈目眩、口舌乾燥等症。

 口服　　 每天 2 次

配方　枸杞子 60 克，黑芝麻 30 克，白酒 1,000 毫升，生地黃汁 80 毫升。

製法　將枸杞子拍破，與黑芝麻混勻，置於容器中，添加白酒，每天振搖 1 ～ 2 次，密封浸泡 20 天，加入生地黃汁攪勻，再密封浸泡 30 天，去渣留液即可。

用法　口服。每天 2 次，每次空腹服用 20 ～ 30 毫升。

注意　脾虛便溏者忌服。

芝麻酒

　　補益肝腎、潤養五臟，主治肝腎虧損、鬚髮早白、腸燥便祕、腰膝酸軟、眩暈耳鳴、失眠健忘、視物模糊等症。

口服

每天 2 次

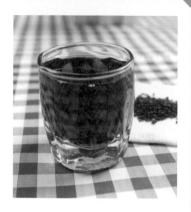

配方　黑芝麻 140 克，黃酒 1,000 毫升。

製法　將黑芝麻洗淨、微炒、搗爛，置於容器中，添加黃酒，每天振搖 1 ～ 2 次，密封浸泡 7 天，去渣留液即可。

用法　口服。每天 2 次，每次 20 毫升。

注意　脾虛便溏者忌服。

七寶美髯酒

　　補益肝腎、滋陰填精，主治肝腎虧虛、鬚髮早白、鬚髮易脫落、牙齒動搖、腰膝酸軟、手足心熱、夢遺滑精、白帶過多、不育症等。

口服

每天 2 次

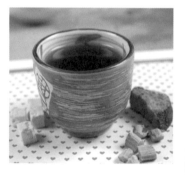

配方　何首烏 100 克，茯苓 50 克，淮牛膝、當歸各 25 克，枸杞、菟絲子各 20 克，補骨脂 15 克，白酒 1,500 毫升。

製法　將所有藥材研磨至粗碎，置於容器中，添加白酒，每天振搖 1 ～ 2 次，密封浸泡 30 天，去渣留液即可。

用法　口服。每天 2 次，每次 10 ～ 20 毫升。

注意　痰火積熱、陰虛火旺及陽虛畏寒者忌服。

烏鬚酒

　　補益肝腎、養血填精，主治肝腎虧虛、精血不足、鬚髮早白、腰膝酸軟、眩暈耳鳴、精神萎靡、疲倦乏力、食慾不振、大便祕結等症。

口服

每天 2 次

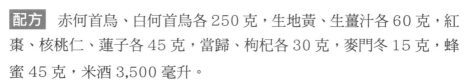

配方　赤何首烏、白何首烏各 250 克，生地黃、生薑汁各 60 克，紅棗、核桃仁、蓮子各 45 克，當歸、枸杞各 30 克，麥門冬 15 克，蜂蜜 45 克，米酒 3,500 毫升。

製法　將除了生薑汁與米酒外的藥材搗碎，置於容器中，添加米酒、生薑汁，每天振搖 1 ～ 2 次，密封浸泡 14 天，去渣留液，加蜂蜜溶解即可。

用法　口服。每天 2 次，每次 10 ～ 20 毫升。

注意　痰火積熱、陰虛火旺及陽虛畏寒者忌服。少數人服用何首烏後會出現肝損害、皮膚過敏、眼部色素沉著、腹痛、泄瀉等症狀，若如此應立即停用。

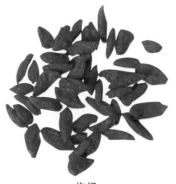

枸杞

黃精烏髮酒

　　黃精有滋腎潤肺、補脾益氣的功效，常用於腎虛精虧所導致之頭暈、腰膝酸軟、鬚髮早白及消渴等。此酒益脾祛濕，烏髮，潤肺，適用於頭髮枯白、皮膚乾燥易癢、心煩氣躁而少眠等症。

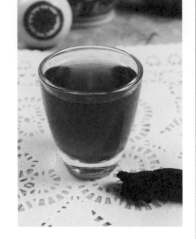

口服

每天 2 次

配方　黃精 50 克，白酒 1,000 毫升。

製法　將黃精洗淨切片，裝入紗布袋內，紮緊口，放入容器，加入白酒，浸泡 1 個月即成。

用法　口服。每天 2 次，每次 20 毫升。

2 安神補腦

　　老年人常會出現心神不安、神經衰弱、健忘失眠、耳聾眼花等症狀，中醫認為這些情況多由於人到老年氣血漸虧、心脾不足、腎精虛衰所導致，調理當以健脾養心、補血滋陰、填精益髓為主。製備對症藥酒常用的中藥有熟地黃、桂圓肉、補骨脂、石菖蒲、五味子、遠志、枸杞等。

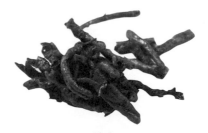
遠志

益丸寧神酒

熟地黃有補血滋陰、益精填髓等作用；遠志有寧心安神、去痰開竅、消散癰腫等作用；五味子有斂肺滋腎、生津斂汗、澀精止瀉、寧心安神之功；菟絲子有補腎固精、養肝明目、止瀉、安胎等作用；地骨皮有涼血除蒸、清肺降火等作用；石菖蒲有開竅寧神、化濕和胃之功；川芎有活血行氣、祛風止痛等作用。諸藥與酒合用，有醒腦益智、補益心腎的功效。適用於失眠健忘、注意力不集中、心悸怔忡、頭暈耳鳴等症。

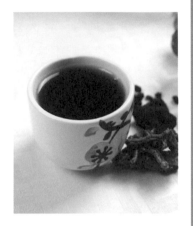

口服　　　　每天 2 次

配方 熟地黃、遠志、五味子、菟絲子各 36 克，地骨皮 48 克，石菖蒲、川芎各 24 克，白酒 1,200 毫升。

製法 將所有藥材搗碎，置於容器中，加入白酒，密封浸泡 7 天以上即可過濾服用。

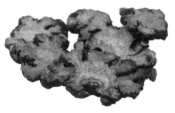

川芎

用法 口服。每天 2 次。每次 10 ～ 20 毫升。

菖蒲骨脂酒

理氣活血、聰耳明目、安神益智，主治老年人精神恍惚、耳聾耳鳴、少寐多夢、食慾不振等症。

口服溫飲　　每天 2 次

[配方] 石菖蒲、補骨脂、熟地黃、遠志、地骨皮、川牛膝各 30 克，白酒 1,000 毫升。

[製法] 將所有藥材研磨至粗碎，置於容器中，添加白酒，每天振搖 1 ～ 2 次，密封浸泡 24 天，去渣留液即可。

[用法] 口服溫飲。每天 2 次，每次空腹服用 10 毫升。

- -

養神酒

補益心脾，主治心悸失眠、神志不安、氣怯血弱等症。

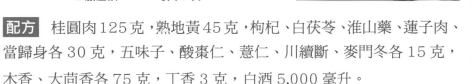

口服溫飲　　每天 2 次

[配方] 桂圓肉 125 克，熟地黃 45 克，枸杞、白茯苓、淮山藥、蓮子肉、當歸身各 30 克，五味子、酸棗仁、薏仁、川續斷、麥門冬各 15 克，木香、大茴香各 75 克，丁香 3 克，白酒 5,000 毫升。

[製法] 將茯苓、蓮子肉、山藥、薏仁研細末，其他各藥製成片，一同放入布袋，置於容器中，加入白酒並密封，隔水加熱至藥材浸透，取出浸泡 7 天，濾渣即成。

[用法] 口服溫飲。每天 2 次，每次 10 ～ 15 毫升。

蜂蜜桂圓酒

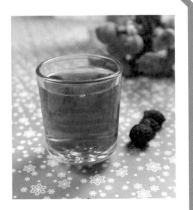

養血安神、強健身體，適用於病後體虛、氣血不足、神經衰弱、健忘失眠等症。

口服　　　　每天 2 次

配方　桂圓肉 150 克，白酒 1,000 毫升，白糖 100 克，果糖 50 克，蜂蜜 50 毫升。

製法　將桂圓肉放入容器裡，倒入白酒，密封後放在陰涼處。前 4 ～ 5 天，每天把容器搖一搖，10 天後用紗網濾過後倒入另一個容器裡，放入白糖和果糖煮至化開，同時把藥渣的 1/5 放入容器，加入蜂蜜，密封好放在陰涼處。1 個月後濾取汁液即成。

用法　口服。每天 2 次，每次 10 ～ 20 毫升。

3 延年益壽

　　人的衰老雖然不可避免，但衰老的快慢卻是可以延緩的，除了先天稟賦外，後天調養也很重要。中醫認為人的衰老多是由於氣血陰陽虧虛，腑臟功能衰退所導致，最為常見的就是氣虛、陰虛以及肝脾腎不足，此外也與瘀血、痰濕等有一定的關係。因此想要延年益壽，就要重視調補。調補當以益氣養陰、補腎益肝健脾為主，同時注意氣血雙補，陰陽並調，使氣血得以充盈，五臟得到濡養。製備對症藥酒常用的中藥有人參、地黃、枸杞、何首烏、山茱萸、肉蓯蓉、山藥、牛膝、桂圓肉等。

春壽酒

　　養陰生津、補腎健脾，用於陰虛津虧並兼有脾弱所導致的腰酸、鬚髮早白、神志不寧、食少等症，有利於延緩因陰虛津少所導致的早衰。

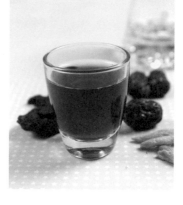

口服

丸劑

飲用無固定次數，
丸劑每天 2 次

配方　天門冬、麥門冬、熟地、生地、淮山藥、蓮子肉、紅棗各 30 克，黃酒 2,500 毫升。

製法　將所有藥材搗碎，置於容器中，加黃酒密封，隔水加熱，靜置數天即可。

用法　口服飲用、丸劑。飲用不拘時，適量服用，勿過量。藥渣可製成丸劑服用，每天 2 次，每次 2 丸，每丸 6 克。

・・・・・・・・・・・・・・・・・・・・・・・・・・・・・・・・・・・・

人參百歲酒

　　益氣養血、生津寧神，主治頭暈目眩、耳鳴健忘、心悸不寧、失眠寐差、氣短汗出、鬚髮早白等症。

口服

每天 2 次

配方　高麗參 5 克，熟地黃 10 克，玉竹、何首烏各 15 克，紅花、炙甘草各 3 克，麥門冬 6 克，白砂糖 100 克，白酒 1,000 毫升。

製法　將所有藥材搗為碎末，置於容器中，添加白酒，每天振搖 1～2 次，密封浸泡 7 天，去渣留液，加入白砂糖溶解即可。

用法　口服。每天 2 次，每次 15～20 毫升。

山茱萸還童酒

補腎壯陽，主治身體虛弱、健忘怔忡、陽痿、早洩、目暗耳鳴、腰腿沉重等症。

口服

每天 2 次

配方 山茱萸 50 克，茯苓、肉蓯蓉各 40 克，杜仲 45 克，巴戟天 25 克，枸杞 30 克，白酒 1,000 毫升。

製法 將所有藥材搗碎，置於容器中，添加白酒，每天振搖 1～2 次，密封浸泡 7 天，去渣留液即可。

用法 口服。每天 2 次，每次 10～20 毫升。

一醉不老酒

滋陰補腎、養血填精、祛風、除濕，主治精血不足、腎精不固、滑泄遺精、鬚髮早白、腰膝乏力、精神萎靡、血虛等症。

口服溫飲

每天 2 次

配方 蓮花蕊、生地黃、槐角、五加皮各 90 克，沒食子 6 個，白酒 5,000 毫升。

製法 將上述藥材搗碎，置於容器中，添加白酒，每天振搖 1～2 次，密封浸泡（春冬季 1 個月，秋季 20 天，夏季 10 天），去渣留液即可。

用法 口服溫飲。每天 2 次，每次空腹服用 10～15 毫升。

注意 槐角有小毒，不適合多服、久服。外感未癒、痰濕內盛有積滯者忌服。

熟地牛膝五加酒

　　補虛、養精血、益筋力、烏鬚髮、健身長壽，適用於肝腎不足所導致之筋骨軟弱、腰腿酸、兩足無力、鬚髮早白、容顏無華等症。

口服

每天 2 次

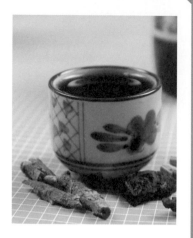

配方　熟地黃 200 克，淮牛膝、南五加各 100 克，酒麴 90 克，糯米 1,250 克。

製法　將酒麴研末備用；再將糯米洗淨蒸煮，瀝半乾，倒入酒罈中，等待至冷卻備用；然後將其他藥材置沙鍋中，加水煎煮，等待至冷卻後倒入酒罈中，加入酒麴攪拌均勻，加蓋密封，置保溫處。14 天後開封，壓去糟渣，再用細紗布過濾一遍即可。

用法　口服。每天 2 次，每次 10 ～ 20 毫升。

- -

神仙酒

　　益精血、明耳目、添筋力、延衰老，適用於陰血不足、諸虛百損等症。

口服

無固定次數

配方　生地、菊花、當歸各 30 克，淮牛膝 15 克，紅糖 600 克，陳醋 600 毫升，白酒 5,000 毫升。

製法　將上述藥材裝入布袋待用。將白酒置於容器中，紅糖、陳醋溶於冷開水至 2,500 毫升調勻注入，投入藥袋，密封，浸泡 5 ～ 7 天後即可。

用法　口服。不拘時，隨意飲用，勿過量。

滋陰補血益壽酒

生地清熱涼血、養陰生津；女貞子補肝腎陰、烏鬚明目；枸杞補肝腎、明目。諸藥與酒合用，有滋肝腎、補精血、益氣力、烏鬚髮、延年益壽的功效。適用於老年人肝腎不足所導致的腰膝酸軟、早洩遺精、頭暈目眩、鬚髮早白，以及老人腸燥便祕等症。

口服

每天 2 次

配方 生地 35 克，女貞子、胡麻仁、枸杞各 70 克，冰糖 100 克，白酒 3,000 毫升。

製法 胡麻仁洗淨，蒸煮後研爛。將其他藥材搗爛，與胡麻仁一同裝入細紗布袋，紮緊口備用。再將白酒倒入小罈內，加蓋，置小火上煮至沸時取下，等待至冷卻後放入藥袋。密封，置於陰涼處。每天搖動 1 次，14 天後開封去藥袋，加入冰糖煮至溶化。加入 600 毫升涼開水拌勻，靜置過濾即可。

用法 口服。每天 2 次。每次 10 ～ 20 毫升。

長生固本酒

補腎健脾、益氣養陰，主治中老年人氣陰兩虛、腰膝酸軟、神疲乏力、心煩口乾、心悸多夢、頭暈目眩、鬚髮早白等症。

口服溫飲

每天 2 次

配方 枸杞子、天門冬、山藥、麥門冬、生地、熟地各 30 克，五味子 10 克，人參 20 克，白酒 1,000 毫升。

製法 將上述藥材搗碎，置於容器中，添加白酒，密封，隔水用小火加熱 1 小時，等候至冷卻，埋入土中 5 天後取出，去渣留液即可。

用法 口服溫飲。每天 2 次，每次 10 ～ 20 毫升。

注意 陰虛火旺、大便溏泄者忌服。

首烏延壽酒

　　補肝、益腎、養血，適用於肝腎不足
所導致之鬚髮早白、血虛頭暈、腰膝酸軟、
筋骨酸痛、婦女帶下等症。久服有延年益
壽之效。

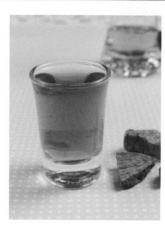

 口服　　 每天 2 次

配方　何首烏 250 克，白酒 1,500 毫升。

製法　將何首烏搗碎研末，盛入瓷瓶中，倒入白酒，加蓋密封，置
陰涼乾燥處。每天搖動 2 次，14 天後靜置澄清，即可開封飲用。

用法　口服。每天 2 次，每次 10 ～ 20 毫升。

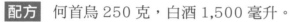

枸杞延齡酒

　　滋陰養血、健脾益氣，主治脾虛濕困、
精血不足、身體虛弱、面色萎黃、毛髮枯
槁、形體倦怠、頭暈心悸、睡眠不安、目
視不明、食慾不振、筋骨關節不利等症。

 口服　　 每天 2 次

配方　枸杞 60 克，桂圓肉 30 克，當歸 15 克，白朮 9 克，黑豆 70
克，白酒 1,500 毫升。

製法　將黑豆搗碎，與其餘 4 味藥一起置於容器中，添加白酒，每
天振搖 1 ～ 2 次，密封浸泡 14 天，去渣留液即可。

用法　口服。每天 2 次，每次 20 毫升。

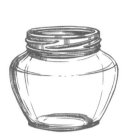

第十二章
為女性準備的美容養顏瘦身藥酒

1 養顏嫩膚

　　人的肌膚潤澤與否，與腑臟功能息息相關，腑臟功能好，受到氣血滋養，表現在皮膚上就會潤澤明亮。氣血失養，則皮膚粗糙萎黃，因此要想皮膚好，除了注意清潔，保持愉快的心情，調理腑臟功能也很重要。調理腑臟功能主要是養心、健脾、益肝、補腎、養肺。此外還要注意益氣養血、除濕水利化痰，以使氣血津液充足，皮膚得到滋養。製備對症藥酒常用的中藥有紅棗、枸杞、蜂蜜、茯苓、杏仁、核桃仁等。

苓菊養容酒

　　滋陰益氣補虛，主治諸虛勞損、體弱乏力、容顏憔悴等症。

 口服溫飲　　 每天 2 次

配方　茯苓、菊花、石菖蒲、天門冬、白朮、黃精、生地黃各 25 克，人參、肉桂、淮牛膝各 15 克，白酒 500 毫升。

製法　將所有藥材搗碎，置於容器中，添加白酒，每天振搖 1 ～ 2 次，密封浸泡 7 天，去渣留液即可。

用法　口服溫飲。每天 2 次，每次空腹服用 10 毫升。

酸棗葡萄酒

潤五臟、澤肌膚，適用於肌膚粗糙、心神不安等症，並能治療腳氣。

口服　　　每天 2 次

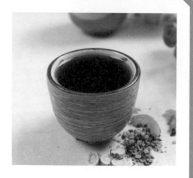

配方　火麻仁 240 克，酸棗仁、黃耆、天門冬、茯苓、淮牛膝、五加皮各 90 克，防風、獨活、肉桂各 60 克，乾葡萄 150 克，白酒 4,500 毫升。

製法　將所有藥材研成粗末，用紗布袋包好，置於酒罈中，加入白酒浸泡 5 ～ 7 天，濾去藥渣至澄清即可。

用法　口服。每天 2 次，每次 10 ～ 20 毫升。

- -

參杞美容酒

潤膚美容、健身益壽，適用於容顏憔悴、面色不華、身體羸弱、皮膚毛髮乾燥乃至鬚髮枯槁等症。

口服

每天 2 次

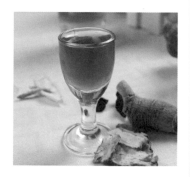

配方　人參、當歸、玉竹、黃精、何首烏、枸杞各 30 克，黃酒 1,500 毫升。

製法　將所有中藥搗碎，置於容器中，加入黃酒，密封，經常搖動，浸泡 7 天後，過濾去渣即成。

用法　口服。每天 2 次，每次 10 ～ 20 毫升。

紅顏酒

核桃肉含豐富脂肪、蛋白質、鈣、鐵、胡蘿蔔素及維生素等，能補腎助陽，潤腸通便；紅棗補中益氣，養血安神；杏仁潤腸通便。諸藥與酒合用，有補虛損、潤肌膚、悅容顏的功效，適用於面色憔悴、未老先衰、皮膚粗糙等症。

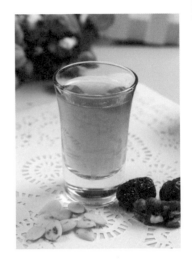

口服　　　每天 2 次

配方　核桃仁、小紅棗各 60 克，甜杏仁、酥油、白蜜各 80 克，白酒 1,500 毫升。

製法　先將核桃仁、紅棗搗碎；杏仁浸泡去皮尖，煮 4 ～ 5 沸，曬乾並搗碎；再將白蜜、酥油溶開後倒入白酒中，將 3 味藥材加入酒內。浸泡 7 天後即可。

用法　口服。每天 2 次，每次服用 10 ～ 20 毫升。

注意　陰虛火旺、容易上火者忌服。

2 去斑美白

健康的膚色應當是有光澤的，若是臉上長斑，晦暗無光，多是腑臟功能不好的表現。如果心氣不足，面色就會灰暗，甚至發生瘀積而長斑；肝氣鬱結，也容易使血瘀於面部而導致臉色黃黑；腎氣不足，腎臟虧虛面部失養，皮膚也會晦暗無光……因此防止面部灰暗長斑的關鍵就在於腑臟調養。製備對症藥酒常用的中藥有桃花、白芷、桂圓肉、肉桂等。

檳榔露酒

疏肝解鬱、活血去斑，適用於肝氣鬱滯所導致的黃褐斑。

口服　　　每天 2 次

配方　檳榔、桂皮各 20 克，青皮、玫瑰花各 10 克，砂仁 5 克，白酒 1,500 毫升，冰糖適量。

製法　將所有藥材共製為粉末，裝入紗布袋，置於容器中，加入白酒密封，再隔水煮 30 分鐘，等待至冷卻，埋入土中 3 天以去火毒。取出過濾去渣，加入冰糖即可。

用法　口服。每天 2 次，每次 10 ～ 20 毫升。

地骨商陸酒

溫腎助陽利水，主治皮膚斑痕。

口服　　　無固定次數

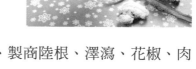

配方　地骨皮 100 克，生地黃、乾薑、製商陸根、澤瀉、花椒、肉桂各 20 克，白酒 2,000 毫升。

製法　將所有藥材切碎，裝入紗布袋中，置於容器中，加入白酒，密封，置陰涼乾燥處，每天搖晃 1 ～ 2 次，20 天後取出藥袋，去渣留液即可。

用法　口服。晨起空腹服用，無固定次數，每次 30 ～ 50 毫升。

注意　商陸有毒，須炮製，本酒不適合多服、久服。

地黃駐顏酒

滋陰養血，對皮膚色素沉著、面部痤瘡、面色枯黃髮暗有調理作用。

口服

每天 1 次

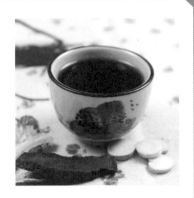

配方 生地黃、白芍、當歸各 40 克，蜂蜜 50 克，白酒 2,000 毫升。

製法 將所有藥材搗碎，置於容器中，加入蜂蜜、白酒混勻，每天振搖 1 ～ 2 次，密封浸泡 3 個月，去渣留液即可。

用法 口服。每天 1 次，每次 20 ～ 30 毫升。

桂圓三仙酒

健脾養心、益氣養血，主治黃褐斑、思慮過度、面色少華、精神萎靡、頭痛健忘、記憶力減退，以及更年期失眠多夢、心悸怔忡等症。

口服

每天 2 次

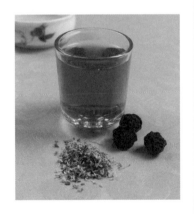

配方 桂圓肉 100 克，桂花 30 克，白砂糖 100 克，白酒 2,500 毫升。

製法 將所有藥材搗碎，置於容器中，加入白砂糖、白酒混勻，每天振搖 1 ～ 2 次，密封浸泡 30 天，去渣留液即可。

用法 口服。每天 2 次，每次 20 毫升。

桃花白芷酒

　　活血通絡，主治面色晦暗、黃褐斑、妊娠產後面暗、大便乾燥甚至祕結等症。

配方　桃花 250 克，白芷 30 克，白酒 1,000 毫升。

製法　將桃花、白芷研磨至粗碎，置於容器中，添加白酒，每天振搖 1 ～ 2 次，密封浸泡 30 天，去渣留液即可。

用法　口服，塗抹揉擦。每天 2 次，每次 10 ～ 20 毫升。同時取酒少許置手上，合掌擦熱，再塗面部患處，5 分鐘後用清水洗淨。

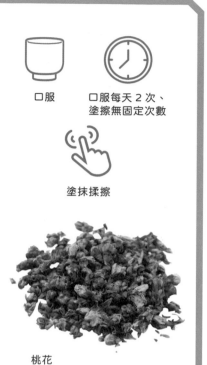

口服　　　口服每天 2 次、
　　　　　塗擦無固定次數

塗抹揉擦

桃花

3 美髮護髮

　　中醫認為髮為血之餘，腎之華，頭髮的好壞直接反映出人體氣血充足與否。髮黑而潤澤是腎氣充盛、營血充足之象；若髮乾枯變黃、無光澤，則為腎氣虧虛、營血不足。所以要想頭髮烏黑亮澤，就應當從補肝腎、益氣養血入手。製備對症藥酒常用的中藥有首烏、熟地黃、桂圓肉、枸杞、當歸等。

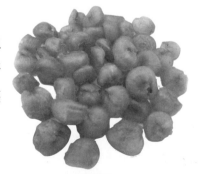

桂圓肉

養血生髮酒

補腎養血祛風，對血虛所導致的脫髮，病後、產後脫髮有防治作用。

  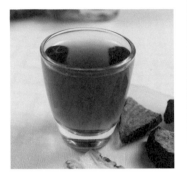

口服　　　　每天 2 次

配方 何首烏 50 克，當歸、熟地黃、天麻各 30 克，川芎、木瓜各 20 克，白酒 2,000 毫升。

製法 將所有藥材研末，置於容器中，加入白酒，每天振搖 1 ～ 2 次，密封浸泡 14 天，去渣留液即可。

用法 口服。每天 2 次，每次 20 毫升。

注意 血熱者忌服。

- -

首烏固髮酒

補益肝腎、益氣養血、清熱利濕，主治青壯年血氣衰弱、頭髮脫落不復生且繼續脫落新髮等症。

口服　　　　每天 2 次

配方 何首烏 30 克，熟地黃 24 克，枸杞、麥門冬、當歸、桂圓肉、黨參各 15 克，龍膽草、白朮、茯苓各 12 克，陳皮、五味子、黃柏各 9 克，紅棗 20 克，白酒 1,000 毫升。

製法 將所有藥材搗碎，置於容器中，加入白酒，每天振搖 1 ～ 2 次，密封浸泡 14 天，去渣留液即可。

用法 口服。每天 2 次，每次 15 毫升。

注意 陰虛火旺、大便溏泄者忌服。

銀花酒

清熱解毒、活絡生髮，主治脫髮。

   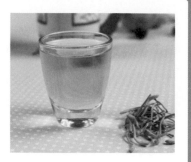

棉球蘸本酒　　塗抹　　每天 2 次

配方　金銀花 100 克，白酒 500 毫升。

製法　將金銀花研磨至粗碎，置於容器中，添加白酒，每天振搖 1 ～ 2 次，密封浸泡 7 天，至酒呈棕黃色，去渣留液即可。

用法　塗抹。每天 2 次，每次用消毒棉球蘸本酒塗擦患處至該處皮膚發紅。

神應養真酒

補腎固精、袪風活絡、生髮養髮，主治風盛血燥、毛髮不榮、脫落屑多、脂漏性皮膚炎等症。

口服　　每天 3 次

配方　熟地黃、白芍、木瓜各 30 克，當歸 25 克，菟絲子 20 克，天麻、川芎各 15 克，羌活 9 克，白酒 1,750 毫升。

製法　將所有藥材研磨至粗碎，置於容器中，添加白酒，每天振搖 1 ～ 2 次，密封浸泡 7 ～ 10 天，去渣留液即可。

用法　口服。每天 3 次，每次 10 ～ 20 毫升。

熟地沉杞酒

補益肝腎、養血填精，主治肝腎虧虛、精血不足、鬚髮早白或容易脫落、眼花頭脹、視物模糊、心悸健忘、月經量少色淡、久不受孕等症。

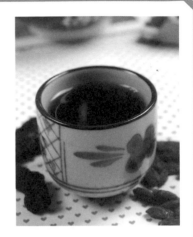

 口服　　 每天 3 次

配方　熟地黃、枸杞各 60 克，沉香 6 克，白酒 1,250 毫升。

製法　將所有藥材搗碎，置於容器中，添加白酒，每天振搖 1 ～ 2 次，密封浸泡 10 天，去渣留液即可。

用法　口服。每天 3 次，每次 10 毫升。

注意　脾虛多濕、便溏、痰多、食慾不振者忌服。

4 減肥瘦身

肥胖實際上也是一種疾病，一般來說，成年人的標準體重（公斤）＝ [身高（公分）－ 100]×0.9。如果實際體重超過標準體重的 20% 以上，即為肥胖。肥胖會帶來多種健康問題，最常見的就是「三高」。中醫認為肥胖是由於肝脾腎三臟虛損，痰瘀內結所導致，治療當以疏肝健脾益腎、祛濕化痰、清熱潤腸通便為主。製備對症藥酒常用的中藥有地黃、茯苓、山楂、荷葉等。

減肥酒

口服

每天 2 次

　　蓮子有益腎固精、補脾止瀉、止帶、養心的作用；蓮藕有收斂止血、化瘀的作用。荷花有清熱解暑、降脂減肥之效；白朮補氣健脾、燥濕利水。諸藥與酒共用，有健脾益腎、降脂減肥的功效。適用於肥胖症。

配方 蓮子、蓮藕、荷花、白朮各 100 克，白酒 2,000 毫升。

製法 將諸藥洗淨置於容器中，加入白酒，密封浸泡 7 天，去渣留液即可。

用法 口服。每天 2 次，每次 10 ～ 20 毫升。

茱萸杜仲酒

　　補益肝腎、燥濕健脾，主治肥胖症。

口服

每天 1 次

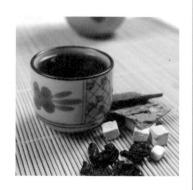

配方 山茱萸、杜仲、核桃仁、茯苓各 10 克，白朮、菟絲子各 15 克，山藥 30 克，白酒 1,000 毫升，蜂蜜適量。

製法 將所有藥材研磨至粗碎，置於容器中，添加白酒，每天振搖 1 ～ 2 次，密封浸泡 30 天，去渣留液，加入蜂蜜溶解即可。

用法 口服。每天 1 次，每次 10 毫升。

注意 痰火積熱、陰虛火旺者忌服。

地黃麻仁酒

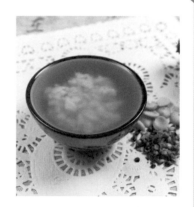

　　鮮地黃汁有清熱涼血、養陰生津的功效；火麻仁有潤腸通便的作用；杏仁有止咳平喘、潤腸通便的作用；糯米有補中益氣、健脾養胃之功。諸藥與酒合用，鮮地黃汁有清熱涼血、養陰生津的功效；火麻仁有潤腸通便的作用；杏仁有止咳平喘、潤腸通便的作用；糯米有補中益氣、健脾養胃之功。諸藥與酒合用，有清熱涼血、潤腸通便、輕身減肥的功效，適用於肥胖、貧血、鬚髮早白、肺虛久咳、體虛早衰等症。

口服

每天 2 次

配方　鮮地黃汁 500 毫升，火麻仁、杏仁各 500 克，糯米 2,500 克，酒麴 50 克。

製法　將火麻仁去雜質，搗碎；杏仁以清水浸泡 24 小時後去皮、尖，曬乾，以小火炒黃，搗爛如泥；糯米用清水淘洗乾淨。取淘米水與火麻仁末、杏仁末和成泥。糯米加水煮成稀米飯，待溫度降至 32℃ 左右時，與火麻仁和杏仁的泥末及酒麴混合，拌勻，置罈內，密封儲存。20 天後加入地黃汁（無需攪拌），仍密封儲存，經過 60 天後壓去酒糟，濾取酒液，裝瓶即可。

用法　口服，每天 2 次，每次 10 ～ 20 毫升。

黨參山楂酒

　　益氣養血、消積降脂，主治氣血不足、胃納欠佳、肥胖症、高脂血症等。

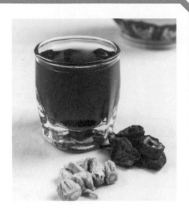

口服

每天 1 次

配方　黨參、山楂各 50 克，阿膠 40 克，白酒 1,500 毫升。

製法　將黨參、山楂切碎，置於容器中，添加白酒，每天振搖 1 ～ 2 次，密封浸泡 30 天，去渣留液，加入阿膠溶解即可。

用法　口服。每天 1 次，每次睡前服用 10 ～ 30 毫升。

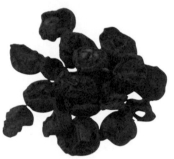

焦山楂

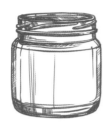

第十三章
預防職業病的藥酒

1 腦力工作者

　　長時間的腦力工作，會使腦細胞負擔增大，容易導致頭昏腦脹、精力不足、疲憊不堪等症狀，如果不注意休息，還會出現失眠健忘等。對於腦力工作者來說，調養除了確保休息之外，還要注意補益心腎，適當選用一些具有補血安神、健腦益智的中藥作為調理。製備對症藥酒常用的中藥有人參、熟地黃、遠志、枸杞、桂圓肉、五味子等。

歸脾養心酒

　　健脾養心、益氣養血，適用於思慮過度、勞傷心脾、失眠健忘、倦怠乏力等。

口服

每天 2 次

配方 酸棗仁、桂圓肉各 30 克，黨參、黃耆、當歸、白朮、茯苓各 20 克，木香、遠志各 10 克，炙甘草 6 克，白酒 2,000 毫升。

製法 將所有藥材搗碎，置於容器中，加入白酒，每天振搖 1 ～ 2 次，密封浸泡 14 天，去渣留液即可。

用法 口服。每天 2 次，每次 20 毫升。

讀書丸酒

　　補益心腎、益智健腦，適用於健忘、注意力不集中、失眠多夢、心悸怔忡、頭昏目眩、耳鳴、腰膝酸軟等症。

口服

每天 2 次

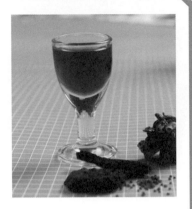

配方　遠志、熟地、菟絲子、五味子各 36 克，石菖蒲、川芎各 24 克，地骨皮 48 克，白酒 2,500 毫升。

製法　將所有藥材研磨至粗碎，裝入細紗布袋並紮緊口，放入罈內，倒入白酒，加蓋封固，置陰涼處，經常搖動。7 天後開封過濾即可。

用法　口服。每天 2 次，每次 20 毫升。

參杞精神酒

　　補腎壯陽、養血健腦，主治用腦過度、精神疲倦、氣虛乏力、食欲不振、失眠健忘、頭暈目眩、腰酸背痛、四肢乏力等症。

口服

每天 1 次

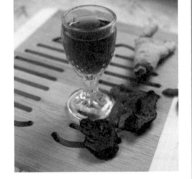

配方　人參、熟地黃、枸杞各 15 克，淫羊藿、沙苑子、丁香各 9 克，沉香、遠志各 3 克，荔枝核 12 克，高粱酒 1,000 毫升。

製法　將所有藥材研磨至粗碎，置於容器中，添加白酒，每天振搖 1 ～ 2 次，密封浸泡 45 天，去渣留液即可。

用法　口服。每天 1 次，每次睡前服用 20 毫升。

首烏五味酒

　　補益肝腎、益智寧神，主治腦力勞動過度，或情緒緊張、失眠健忘、頭暈、工作效率下降、體虧早衰、鬚髮早白、心悸怔忡、易感疲勞、血脂過高、血管硬化、冠心病等。

口服

每天 2 次

[配方]　製何首烏、五味子各 50 克，白酒 1,000 毫升。

[製法]　將何首烏切片，五味子搗碎，一同置於容器中混勻，添加白酒，每天振搖 1 ～ 2 次，密封浸泡 15 天，去渣留液即可。

[用法]　口服。每天 2 次，每次 10 ～ 20 毫升。

・・・

麥杞補心酒

　　養血、補心、安神，主治腦力勞動過度、心血不足、精神倦怠、心煩不寐、驚悸怔忡、失眠多夢、健忘。

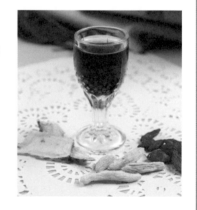

口服

每天 2 次

[配方]　麥門冬 30 克，枸杞、茯苓、當歸、桂圓肉各 15 克，生地黃 20 克，糯米甜酒 2,500 毫升，白酒 2,500 毫升。

[製法]　將所有藥材研磨至粗碎，置於容器中，添加糯米甜酒，每天振搖 1 ～ 2 次，密封浸泡 15 天，過濾留液即可。藥渣可再用白酒浸泡，時間稍延長，去渣留液。

[用法]　口服。每天 2 次，每次 20 ～ 30 毫升。

2 經常熬夜者

　　經常熬夜會對身體造成多種損害，因為人體各器官在夜間都需要休息，強打精神會讓身體透支，導致經常性的疲勞，免疫力下降，精神不振等症狀，嚴重的還會慢慢出現失眠、健忘、易怒、焦慮不安等神經、精神症狀，一定不能忽視。

　　對於不得已需要經常熬夜的人來說，做好身體調理十分重要。補氣養血，滋陰明目，補心健腦，養腎固精等都是必要的。製備對症藥酒常用的中藥有人參、黨參、枸杞、紅棗等。

補精益智酒

　　養心益智、聰耳明目，主治記憶力減退、面色少華、耳聾眼花、風熱疾病等。

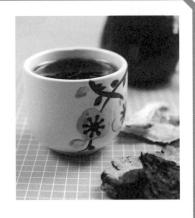

口服　　　　　每天 2 次

配方 人參 9 克，豬脂 90 克，白酒 1,000 毫升。

製法 將人參搗末，豬脂置鍋內熬油，待溫，置於容器中，添加白酒，加入人參末攪勻，每天振搖 1～2 次，密封浸泡 21 天。去渣留液即可。

用法 口服。每天 2 次，每次 15 毫升。

注意 忌食蘿蔔、萊菔子、生蔥、大蒜、藜蘆等。

3 經常用電腦者

經常使用電腦，人的眼睛、頸椎、腰椎等都會受到一定的損害。此外，電腦所發出的電磁輻射也不容忽視，長期生活在電磁輻射環境中，人的免疫力就會降低，很多惡性疾病的根源就是輻射。

中藥調養宜選用有舒經活絡、養陰明目作用的中藥，並注意滋肝補腎，補養氣血。製備對症藥酒常用的中藥有桂圓肉、紅棗、當歸、熟地黃、防風、五加皮、羌活、川芎、桂枝、牛膝、枸杞、菊花、決明子等。

防風白朮酒

調和氣血、搜風祛邪，主治肌肉麻木、身體沉重、關節疼痛等症。

口服溫飲

每天 2 次

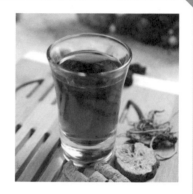

配方　白朮、製附子、細辛、獨活、秦艽、山藥、杏仁各 9 克，磁石 50 克，防風、巴戟天、肉桂、麻黃各 12 克，炮薑 30 克，薏仁 18 克，生地黃 15 克，白酒 2,500 毫升。

製法　將所有藥材搗碎，置於容器中，加入白酒，每天振搖 1 ～ 2 次，密封浸泡 7 天，去渣留液即可。

用法　口服溫飲。每天 2 次，每次空腹服用，隨量飲用。

注意　附子有毒，須炮製；細辛有小毒，本酒不適合多服、久服。

茄皮鹿角酒

補腎活血、祛風通絡，主治頸椎病。

口服

每天 3 次

配方 茄皮 120 克，鹿角霜 60 克，白酒 2,000 毫升，紅砂糖適量。

製法 將所有藥材研磨至粗碎，置於容器中，添加白酒，每天振搖 1～2 次，密封浸泡 10 天，去渣留液，加紅砂糖溶解即可。

用法 口服。每天 3 次，隨量飲用。

桂圓紅棗酒

滋陰養血，對貧血、低血壓、血虛頭暈等症有調理作用。

口服

每天 3 次

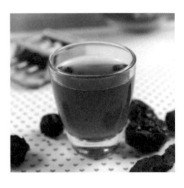

配方 桂圓肉 100 克，紅棗、熟地黃、生地黃各 25 克，黃酒 2,000 毫升。

製法 將所有藥材搗碎，置於容器中，添加黃酒，以小火煮沸 3～5 分鐘，等待至冷卻。每天振搖 1～2 次，密封浸泡 60 天，去渣留液即可。

用法 口服。每天 3 次，每次 10～20 毫升。

菊花首烏酒

補腎壯陽、養血填精、養肝明目。

口服

每天 2 次

配方　菊花 25 克，製何首烏 80 克，當歸、枸杞各 40 克，米酒 2,000 毫升。

製法　將所有藥材搗碎，置於容器中，添加米酒，每天振搖 1 ～ 2 次，密封浸泡 7 ～ 10 天，去渣留液即可。

用法　口服。每天 2 次，每次 10 ～ 15 毫升。

紫荊活血酒

祛風散寒、活血通絡，主治腰椎間盤突出。

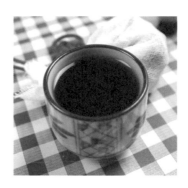

塗抹

每天 1 次

配方　紫荊皮、四塊瓦、草珊瑚、紅三七、生川烏、生草烏、樟腦、冰片各 20 克，白酒 2,000 毫升。

製法　將所有藥材搗碎，置於容器中，添加白酒，每天振搖 1 ～ 2 次，密封浸泡 30 天，去渣留液，加冰片溶解即可。

用法　塗抹。每天 1 次，將身體俯臥，沿著受累一側肢體的坐骨神經自上而下用藥酒反覆推拿 15 分鐘，疼痛明顯處稍加按壓。

4 低溫環境工作者

　　低溫環境主要是指外在環境溫度在 10℃ 以下，以及生產勞動過程中，工作地點平均氣溫等於或低於 5℃ 的低溫作業環境，如冬季室外的野外勞動、訓練、南極考察以及冷凍庫、冰庫等作業。長期在低溫環境工作，體內氣血運行會受影響，很容易發生腰腿痛和關節炎等疾病，皮膚以及內臟也都容易發生瘀血。

　　低溫環境工作者應注意溫補腎陽，透過溫補腎陽，可以溫熱壯陽，將陰寒拒於外，保證體內氣血的正常運行。製備對症藥酒常用的中藥有鹿茸、肉蓯蓉、肉桂、杜仲、巴戟天、山茱萸等。

八味黃耆酒

　　益氣活血、益腎助陽、祛風除濕，用於陽氣虛弱、手足逆冷、腰膝疼痛等症。

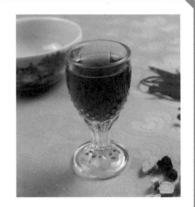

口服溫飲　　　每天 1 ～ 2 次

配方　黃耆、五味子各 60 克，萆薢、防風、川芎、川牛膝各 45 克，獨活、山茱萸各 30 克，白酒 3,000 毫升。

製法　將所有藥材研製為粗末，裝入紗布袋，置於容器中，加白酒密封，浸泡 5 ～ 7 天後，即可取之飲用。

用法　口服溫飲。每天 1 ～ 2 次，每次空腹服用 10 ～ 20 毫升。

東北三寶酒

補腎壯陽，適用於腎陽衰微、肢冷畏寒、腰膝酸軟、陽痿滑精、精神萎靡等症。

 口服　 每天早、晚各 1 次

配方　人參、鹿茸各 30 克，貂鞭 1 條，白酒 1,500 毫升。

製法　將人參、鹿茸切成薄片（切人參宜用竹刀或銅刀，不適合用鐵刀，以免降低藥效），與貂鞭、白酒共置入容器中，密封浸泡 15 天即成。服用一半後，可再加滿白酒，如此加至味淡薄為止。

用法　口服。每天早、晚各服用 1 次，每次 20 毫升。

5 高溫環境工作者

高溫環境是指溫度超過人體舒適程度的環境，一般取 21℃的 ±3℃為人體舒適的溫度範圍，因此 24℃以上的溫度即可視為高溫。根據環境溫度及其和人體熱平衡之間的關係，通常把 35℃以上的生活環境和 32℃以上的生產勞動環境視為高溫環境。在高溫環境中工作，會給人體帶來各種全身性高溫反應，如頭暈、頭痛、胸悶、心悸、噁心等。這主要是人體津液損失過快造成的，對於這部分人群來說，平時調養應當以滋陰、清熱、補液為主。製備對症藥酒常用的中藥有銀耳、石斛、決明子、生地黃、玄參、沙參、玉竹等。白酒性熱，所以泡酒一般選用黃酒或米酒。

生地清熱酒

　　養陰清熱瀉火，適合夏秋天氣炎熱或乾燥季節飲用，高溫環境工作者可以適量飲用。

口服　　　每天 2 次

配方　生地黃 15 克，梔子、夏枯草各 10 克，黃酒 500 毫升。

製法　將所有藥材搗碎，裝入紗布袋，置於容器中，加入黃酒，密封浸泡 7 天即成。

用法　口服。每天 2 次，每次 50 毫升。

注意　黃酒性質較白酒溫和，但也偏熱，因此每次不適合多飲。

玉竹養陰酒

　　滋陰、益氣、補血，適用於夏季高溫季節精神睏倦、食慾不振等症。

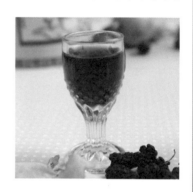

口服　　　每天 3 次

配方　玉竹、桑葚各 50 克，白芍、茯苓、黨參、菊花各 15 克，炙甘草、陳皮各 5 克，製何首烏 20 克，當歸 10 克，白酒 500 毫升，蔗糖 300 克，紅麴適量。

製法　將所有藥材一同研製為粗末，置於容器中，加入白酒浸泡 10～15 天後，用滲漉法收集酒液。將蔗糖製成糖漿，加入酒液中，加入紅麴適量調色，攪勻靜置，濾汁即可。

用法　口服。每天 3 次，每次 25～50 毫升。

6 久坐工作者

　　長時間坐著工作，很容易造成氣滯血瘀，反映在身體上，就會出現便祕、身體發胖、頸椎和腰椎僵硬疼痛等一系列問題。

　　久坐的人，首先是要注意調整坐姿，讓身體處在舒適的狀態，另一方面也要進行調養。製備對症藥酒可選用一些具有舒筋活血功效的中藥，如雞血藤、伸筋草、乳香、沒藥、紅花等。久坐還容易傷氣，所以也要注意補氣，可以適當選用人參、黨參、炙甘草等。

十二紅藥酒

　　補氣養血、開胃健脾，適用於神經衰弱、耳鳴目眩、驚悸健忘、飲食欠佳等症。

口服

早晨及臨睡前
各 1 次

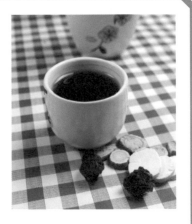

配方　地黃、續斷各 60 克，甘草、紅茶各 10 克，當歸、山藥、桂圓肉各 30 克，黃耆、淮牛膝各 50 克，紅棗 80 克，黨參、首烏、茯苓、杜仲各 40 克，白酒 10 升。

製法　將所有藥材搗碎，裝入紗布袋中，紮口，置於大的容器中，加入白酒，密封浸泡 30 天即可開啟飲用。

用法　口服。早晨及臨睡前各服用 1 次，每次 20～30 毫升。

舒筋活血酒

補肝腎、強筋骨，舒筋活血，主治
頸椎病。

口服

每天 2 次

配方 川續斷 25 克，骨碎補、雞血藤、威靈仙各 20 克，川牛膝、
鹿角霜、澤蘭葉各 15 克，當歸、葛根各 10 克，白酒 1,000 毫升。

製法 將所有藥材研搗碎，用紗布袋
裝，紮口，置於容器中，加入白酒浸泡。
14 天後取出藥袋，壓搾取液，與藥酒混
合靜置，過濾即可。

用法 口服。每天 2 次，每次 20 毫升。

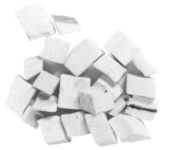

茯苓

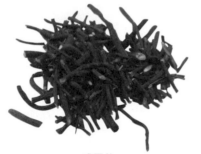

威靈仙

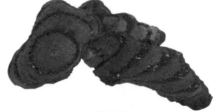

雞血藤

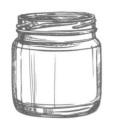

附錄一
四季養生藥酒方

1 春季

春季是萬物甦醒的季節，春歸大地，陽氣升發，冰雪消融，蟄蟲甦醒。自然界生機勃發，一派欣欣向榮的景象。所以春季養生必須順應陽氣升發、萬物始生的特點，注意保護陽氣，著眼於一個「生」字。

藥酒材料宜選擇有養肝、疏肝、健脾、理氣作用的中藥，常用的有佛手、玫瑰花、人參、枸杞、櫻桃等。

玫瑰花酒

理氣解鬱、和血行血，適用於肝胃氣痛、胸脅脹滿、婦女經血不調、精神抑鬱等患者。

 口服　 每天 2 ～ 3 次

配方 玫瑰花 50 克，白酒 500 毫升。

製法 將玫瑰花置於容器中，加入白酒，加蓋密封。每天搖晃 1 次，20 天後即可服用。

用法 口服。每天 2 ～ 3 次，每次 10 ～ 20 毫升。

注意 如果不能飲白酒，可以用黃酒代替，效果相同。

天門冬酒

　　清熱養陰、潤肺滋腎，適用於陰虛內熱、口渴、肺熱燥咳、咯血及陰傷消渴等症。還可以潤腸通便，治療腸燥便祕。

口服

每天 2 次

配方　天門冬 50 克，白酒 500 毫升。

製法　將天門冬洗乾淨，放入容器中，倒入白酒，密封浸泡半月左右即可。

用法　口服。每天 2 次，每次 10 ～ 20 毫升。

注意　脾胃虛寒泄瀉者忌用。

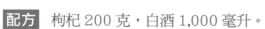

枸杞酒

　　養肝壯陽、增強性功能，適用於肝腎氣血不足而引起的腰酸膝軟、陽痿早洩、頭暈目眩、視物模糊，以及有未老先衰症狀的人。

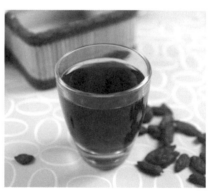

口服　　每天 2 ～ 3 次

配方　枸杞 200 克，白酒 1,000 毫升。

製法　先將枸杞洗淨碾碎，然後和白酒一同放入罈中，加蓋密封。每天搖晃 1 次，半月後即可飲用。

用法　口服。每天 2 ～ 3 次，每次 10 ～ 20 毫升。

注意　陽盛發熱者忌服。

人參酒

　　補元氣、補益脾肺、生津止渴，適用於一切氣虛證，還可用於津傷之口渴、氣血不足之神志不安等。

口服

每天 2～3 次

配方　人參 30 克，白酒 500 毫升。

製法　將人參放入盛有白酒的瓶中，浸泡半月即可。

用法　口服。每天 2～3 次，每次 10～20 毫升。

注意　熱證、實證者忌飲。

櫻桃酒

　　補中氣、袪風濕，適用於身體虛弱、風濕性腰痛腿軟、四肢麻木等患者，也適用於中氣不足、有風濕病的患者。

口服

每天 2～3 次

配方　鮮櫻桃 500 克，米酒 1,000 毫升。

製法　將櫻桃切碎或者搗爛，浸入米酒中，10 天後即可服用。

用法　口服。每天 2～3 次，每次 30～50 毫升。

佛手酒

　　疏理肝中鬱氣、調和脾胃，適用於胃氣虛寒、腹中冷痛者。

口服

每天 2～3 次

配方　佛手 30 克，白酒 1,000 毫升。

製法　將佛手切成小方塊形，加入白酒酒罈之中，將罈口密封，蓋嚴。每 2 天將酒罈搖晃 1 次，10 天後即可飲用。

用法　口服。每天 2～3 次，每次 10～20 毫升。

2 夏季

夏季是一年中陽氣最盛的季節，氣候炎熱而生機旺盛。此時人體陽氣外發，伏陰在內，氣血運行也相應地旺盛起來，活躍於人體表面。

夏季養生宜清熱寧心，並保持愉快而穩定的情緒，以免以熱助熱。人在夏季胃口較差，飲食要注意清熱健脾，養生調理可以選擇一些滋陰清熱、解渴消暑、清心解毒的食物和中藥。製備對症藥酒常用的中藥有菊花、菖蒲、薏仁、黃柏、黃連等。

桑葚酒

口服

每天 2 次

清熱潤肺、滋陰養血，適用於肺陰不足之乾咳燥咳，胃陰不足之口乾口渴、心煩失眠、陰虛身熱，及溫熱病身熱口乾，後期津液大傷所導致之夜熱早涼、虛熱無汗之症。還可用於治療慢性病陰虛發熱，及血熱妄行、吐血、尿血、便血等。

配方 鮮桑葚 150 克（乾品 30 克），白酒 500 毫升。
製法 將桑葚放入容器中，倒入白酒浸泡 15 天即可。
用法 口服。每天 2 次，每次 10 ～ 20 毫升。

連柏菊花酒

口服

每天 2 次

清熱、解毒、止血，適用於夏季炎熱上火所導致口舌生瘡、牙齦出血等症。

配方 柏 90 克，黃連、菊花各 15 克，米酒 800 毫升。
製法 將所有藥材放入容器中，加入米酒，浸泡 7 天即可飲用。
用法 口服。每天 2 次，每次 30 ～ 50 毫升。
注意 本方也可以加水煎服或製成散劑服用。

鳳梨酒

　　清熱解渴、消暑提神、化食止瀉，而且味道極好，適用於熱病煩渴、傷暑、積食、泄瀉等症，亦可以提神，緩解疲勞。

口服

每天 2 次

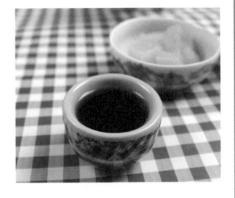

配方　鳳梨 1 顆，紅砂糖 300 克，米酒 2,000 毫升。

製法　將鳳梨切除果柄及頭部，連皮縱切為塊，每塊再切成厚片，放入 3,000 毫升容量的廣口瓶中，倒入米酒，加糖，密封浸泡。每隔 2 ～ 3 天略加搖動 1 次，經 1 個月左右即可飲用。鳳梨取出，去皮後可以食用。

用法　口服。每天 2 次，每次 10 ～ 15 毫升。

薏仁酒

　　健脾止瀉、利水滲濕、祛濕除痹、清熱排膿，適用於脾失健運、水濕內停之水腫、腳氣病、小便不利、泄瀉，以及濕阻經絡引起的四肢拘攣、風濕痹痛，濕熱阻滯之肺癰、腸癰等症。

口服

每天 2 次

配方　薏仁 100 克，白酒 500 毫升。

製法　將薏仁洗淨，放入瓶中，倒入白酒，浸泡半月即可。

用法　口服。每天 2 次，每次 10 ～ 20 毫升。

注意　津液不足者慎用。

菖蒲酒

化濕開竅、健脾養胃，主治早衰健忘、視力減退、耳鳴耳聾、便溏腹脹、食慾缺乏、心悸等症。

口服

每天 3 次

配方　菖蒲、白朮各 250 克，白酒 1,250 毫升。

製法　將菖蒲、白朮研製為粗末，裝入布袋，置於容器中，加入白酒，密封，浸泡 14 天後，過濾去渣即成。

用法　口服。每天 3 次，每次 20 ～ 40 毫升。

注意　陰虛火旺者忌服。

菊花酒

養肝明目、滋陰清熱，主治肝腎不足之頭痛、頭昏目眩、耳鳴、腰膝酸軟、手足震顫等症。

口服

每天 2 次

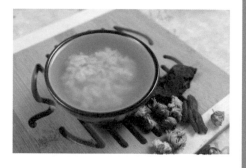

配方　甘菊花 500 克，生地黃 300 克，枸杞、當歸各 100 克，糯米 3,000 克，酒麴適量。

製法　將前 4 味藥材用水煎 2 次，取濃汁 2,500 毫升備用；取藥汁 500 毫升，浸濕糯米，瀝乾蒸飯，待涼後，與酒麴（壓細）、剩餘藥汁拌勻，裝入瓦罈中發酵，如常法釀酒，味甜後去渣即成。

用法　口服。每天 2 次，每次 20 ～ 30 毫升。

3 秋季

中醫認為「秋氣通於肺」，秋季養生保健必須順應時令的變遷，注意保養肺氣，避免發生呼吸系統疾患。

中醫稱肺為「嬌臟」，寒、熱、燥、濕都很容易對它造成影響，尤其是「燥」。很多人在秋天容易咳嗽，而且大多是乾咳，這就是肺部受到「秋燥」影響的表現。所以在秋季宜適當選用生津增液、滋陰潤燥、補脾益肺的中藥來養生。製備對症藥酒常用的中藥有生地、黃精、石斛、阿膠、核桃仁、沙參、西洋參、百合、杏仁、川貝等。

生地酒

生地黃具有清熱涼血的功效，此酒清熱涼血、養陰生津。適用於血熱身燥、虛熱無汗、腸燥便祕患者，還可以用於慢性病陰虛發熱、各種出血等症。

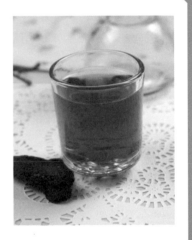

口服

每天 2 次

配方　生地黃 500 克，白酒 500 毫升。

製法　將生地黃切成小塊，放入酒瓶中，倒入白酒，密封浸泡 15 天即可。

用法　口服。每天 2 次，每次 10 ～ 20 毫升。

注意　生地性寒、質膩，脾虛大便溏薄者及胸悶食慾不振者忌服。

核桃酒

　　潤肺止咳、補腎固精、潤腸通便，適用於肺燥咳喘、腎虛咳喘、腰膝酸軟、小便頻數、大便乾燥等症。

口服　　每天 2 次

配方　核桃仁 50 克，白酒 500 毫升。

製法　將核桃仁洗淨，放入容器中，倒入白酒，密封浸泡 10 天即可。

用法　口服。每天 2 次，每次 10 ～ 20 毫升。

注意　痰火積熱、大便溏洩或陰虛火旺者忌服。

- -

阿膠酒

　　阿膠有補血、止血、滋陰潤燥等功效，此酒滋陰潤肺、補血養血、止咳止血。適用於血虛萎黃、眩暈、心悸等症，以及肺虛火盛、溫燥傷肺、熱病傷陰等所導致的咽乾痰少或痰中帶血。

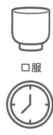

口服

每天 2 次

配方　阿膠 100 克，黃酒 500 毫升。

製法　將阿膠與黃酒放入沙鍋內，用小火煮至 200 毫升，待涼即可。

用法　口服。每天 2 次，每次 10 ～ 20 毫升。

- -

蓮子酒

　　養心安神、健脾止瀉，適用於心腎不交或心腎兩虛所導致的失眠、心悸、遺精、尿頻、白濁、帶下、脾虛泄瀉等症，還可補虛損、抗衰老。

口服　　每天 2 次

配方　蓮子 100 克，白酒 500 毫升。

製法　將蓮子去心，放入瓶中，倒入白酒，密封浸泡 15 天即可。

用法　口服。每天 2 次，每次 20 毫升。

黃精酒

　　滋腎潤肺、補脾益氣，適用於脾胃虛弱所致的食慾減退、體倦乏力，肺陰虛肺燥咳嗽，以及腎虛陰虧所致的腰膝酸軟、頭暈等症。

 口服　　 每天 2 次

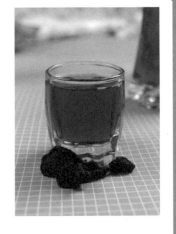

配方　黃精 100 克，白酒 500 毫升。

製法　將黃精洗淨、切片，裝入布袋內，紮緊口，放入裝有白酒的瓶中，浸泡 15 天左右即可。

用法　口服。每天 2 次，每次 20 ～ 30 毫升。

注意　咳嗽痰多及體寒便溏者忌服。

山茱牛膝酒

　　補腎、養陰、健脾，主治因陰虛體弱而致的腰膝酸軟、體倦乏力、食欲不振、頭暈目眩等症。

 口服溫飲　　 每天 3 次

配方　山茱萸、淮山藥、熟地各 60 克，淮牛膝、白朮各 30 克，石斛 120 克，白酒 3,000 毫升。

製法　將所有藥材搗成碎末，裝入紗布袋內，放入乾淨的容器中，倒入白酒浸泡，加蓋密封。14 天後開啟，去掉藥袋，過濾後即可。

用法　口服溫飲。每天 3 次，每次空腹服用 10 ～ 20 毫升。

4 冬季

　　中醫認為冬屬陰，冬季是匿藏精氣的時節，冬季養生的重要原則是「養腎防寒」。腎是人體生命的原動力，腎氣旺，生命力強，身體才能適應嚴冬的變化，而保證腎氣旺的關鍵就是防止嚴寒氣候的侵襲。

　　冬季養生宜要選用一些具有滋補肝腎、補腎固精作用的中藥。製備對症藥酒常用的中藥有杜仲、海馬、黃精、枸杞、核桃仁、黨參等。

雙參酒

　　健脾益氣，主治脾胃虛弱、食慾缺乏、疲倦乏力、肺虛氣喘、津液不足等症。

口服

每天早、晚
各 1 次

配方　黨參 40 克，人參 10 克，白酒 500 毫升。

製法　將黨參、人參切成小段，置於容器中，加入白酒，密封，浸泡 7 天後即可服用。

用法　口服。每天早、晚各 1 次，每次空腹服用 10 ～ 15 毫升，須堅持常服。

黑芝麻核桃酒

　　潤肺止咳、補腎固精、潤腸通便、強壯身體、延緩衰老。

口服

每天 2 ～ 3 次

配方　黑芝麻、核桃仁各 25 克，白酒 500 毫升。

製法　將黑芝麻、核桃仁洗淨，同放入容器中，倒入白酒，密封浸泡 14 天即可。

用法　口服。每天 2 ～ 3 次，每次 20 毫升。

四精酒

枸杞補益肝腎、明目；白朮補益中氣、燥濕利水；天門冬養陰潤肺、益胃生津、清心除煩；黃精滋腎潤肺、補脾益氣。諸藥與酒合用，有補肝腎、益精血、健脾祛風的功效，適用於中老年體衰、髮白齒落、腰膝痿軟、痺痛等症。

 口服　　 每天 2 次

[配方] 枸杞、天門冬各 50 克，白朮、黃精各 40 克，白酒 2,500 毫升。

[製法] 將白朮搗碎、黃精切薄片，與枸杞、天門冬一起置於容器中，加入白酒浸泡，30 天後去藥渣（藥渣可再用白酒 1,500 毫升浸泡）即可。

[用法] 口服。每天 2 次，每次 10 ～ 20 毫升。

百益長春酒

健脾益氣、益精血、通經絡，主治氣血不足、心脾兩虛之氣少乏力、食少脘滿、睡眠欠安、面色無華等症。

 口服　　每天 2 ～ 3 次

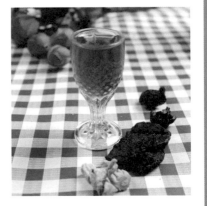

[配方] 黨參、生熟地、茯苓各 25 克，白朮、白芍、當歸、紅麴各 15 克，川芎 10 克，木槲花 120 克，桂圓肉 60 克，白酒 3,000 毫升，冰糖 500 克。

[製法] 將所有藥材共同研製為粗末，裝入紗布袋，置於容器中，加入白酒，密封，浸泡 5 ～ 7 天後，濾取澄清酒液，加入冰糖溶化即成。

[用法] 口服。每天 2 ～ 3 次，每次 20 毫升。

杜仲芝麻酒

祛風濕、堅筋骨、益精血、補肝腎，適用於頭暈目眩、筋骨萎軟、精血虧損、腰腳酸困、大便祕結、風濕痺痛等症。

 口服　 每天 2 次

配方　芝麻仁（炒）、杜仲、淮牛膝各 12 克，丹參、白芷各 6 克，白酒 500 毫升。

製法　將所有藥材搗碎，除芝麻外其餘均裝入布袋，置於容器中，加入白酒，再加入芝麻泥，攪拌均勻，密封，浸泡 14 天後去藥袋，濾過即成。

用法　口服。每天 2 次，每次 10 ～ 20 毫升。

注意　生地性寒、質膩，脾虛大便溏薄者及胸悶納呆者忌食。

海馬酒

海馬有補腎壯陽、調氣活血的功效，浸酒後功效增強。此酒可治療陽痿、遺精、遺尿、虛喘等症，對夜尿頻數、女子體虛、帶下淋漓也有調理效果。

 口服　 每天 1 次

配方　海馬 50 克，白酒 500 毫升。

製法　將海馬焙乾研末，與白酒同納入事先洗淨的容器中，密封，置於陰涼乾燥處，浸泡 2 天，即可飲用。

用法　口服。每天 1 次，每次臨睡前空腹飲用 10 毫升。

注意　陰虛火旺者忌用。

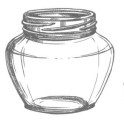

附錄二
家庭常用解酒方

薄荷綠豆湯：清熱解毒。

配方 綠豆 300 克，薄荷 5 克，白砂糖 100 克。

製法 將綠豆放入容器中，加入清水，先用大火煮開後，改小火煮至綠豆開花，等待至冷卻。將薄荷置於容器中，加入清水，浸泡 30 分鐘，大火煮沸，等待至冷卻，去渣留液，加入白砂糖、綠豆湯攪勻即可。

用法 口服。飲酒後佐餐服用 100 ～ 200 毫升。

口服

飲酒後佐餐服用

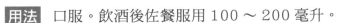

葛花茶湯：解毒醒酒，防止酒醉。

配方 葛花 100 克。

製法 將葛花研磨至粗碎，每10克裝入茶包中備用。

用法 口服。每次取 1 個茶包，放入杯中，加入沸水沖泡即可飲用。可在飲酒前代替茶飲。

口服

可在飲酒前
代替茶飲

柑橘檸檬茶：行氣寬中，和胃解酒。

配方　柑橘皮（乾）25 克，檸檬皮（乾）10 克，柑橘糖漿 50 毫升，茶葉 1 克。

製法　將柑橘皮、檸檬皮和茶葉置於容器中，加適量清水，小火煮沸，燜泡 2 分鐘，去渣留液，加入柑橘糖漿混勻即可飲用。

用法　口服。飲酒後服用 100 ～ 150 毫升。

口服

飲酒後服用

番茄牛奶汁：解毒醒酒。

配方　番茄汁 30 毫升，牛奶 200 毫升，白砂糖適量。

製法　將番茄汁置於容器中，加入白砂糖和牛奶，攪勻即可。

用法　口服。飲酒後服用 100 ～ 150 毫升。

口服

飲酒後服用

鴨梨荸薺汁：清熱利濕解暑，解酒毒。

配方　大鴨梨 200 克，荸薺 150 克，鮮蓮藕 250 克。

製法　將以上原料置於容器中，搗爛取汁即可飲用。

用法　口服。飲酒後服用 100 ～ 150 毫升。

口服

飲酒後服用

草豆蔻湯：行氣潤燥、溫中驅寒，適用於飲酒過量、不思飲食等症。

配方　草豆蔻 10 克。

製法　將草豆蔻搗碎，放入容器中，加入清水，小火煮沸，等待至冷卻即可飲用。

用法　口服。飲酒後服用 100 ～ 200 毫升。

口服

飲酒後服用

生薑烏梅茶：生津解毒。

配方　生薑 5 克，烏梅肉 15 克，綠茶葉 3 克，紅糖 10 克。

製法　將生薑、烏梅肉、綠茶葉研碎，置於容器中，加入清水、紅糖，以小火煮沸，密封浸泡 30 分鐘即可。

用法　口服。飲酒後服用 100 ～ 200 毫升。

口服

飲酒後服用

綠豆甘草湯：清熱解毒。適用於急性酒精中毒。

配方　綠豆 100 克，甘草粉 6 克。

製法　將綠豆、甘草粉置於容器中，加入清水 1,500 毫升，大火煮沸，取汁 500 ～ 800 毫升即可飲用。

用法　口服。不拘時頻頻服用。

口服

不拘時頻頻服用

甘草茶：清熱解毒醒酒。

口服

飲酒後服用

配方 甘草 10 克，茶葉、鹽各少許。

製法 將甘草研磨至粗碎，和茶葉同放入容器中，加適量清水和鹽，小火煮沸等待至冷卻即可。

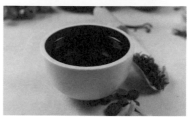

用法 口服。飲酒後服用 100～150 毫升。

菊花綠茶湯：清肝醒酒解毒，防止酒醉。

口服

飲酒前代茶飲用

配方 白菊花、綠茶各 9 克。

製法 將白菊花、綠茶放入容器中，加入清水，以小火煮沸，等待至冷卻即可飲用。

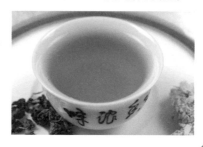

用法 口服。飲酒前代茶飲用。

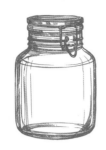

附錄三
日常簡易解酒方

綠豆湯 | 取適量綠豆，洗淨，搗爛，開水沖服或煮湯服用。

糖　水 | 取適量白糖，用開水沖服，有解酒、醒腦的作用。

食鹽水 | 飲酒過量，胸腹難受，用白開水加鹽飲用，就能很快醒酒。

食　醋 | 取食醋 50 克、紅糖 25 克、生薑 3 片，水煎後服用。

柳丁汁 | 取新鮮柳丁或新鮮橘子 3 ～ 5 個，去皮後直接食用，或榨汁服用。

橄欖肉 | 橄欖 10 枚，取肉煎服。

白蘿蔔 | 生食蘿蔔，也可以在白蘿蔔汁中加紅糖適量服用。

鮮藕汁 | 將鮮藕洗淨搗成藕泥，取汁服用。

米　湯 | 取濃米湯飲用，有解毒醒酒之效，加入白糖飲用，療效更好。

生　梨 | 直接食用或擠梨汁服用。

對症祛病養生酒：
超過 365 帖你所不知道的滋補調理方

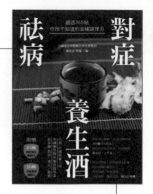

作　　者	謝惠民

發 行 人	林敬彬
主　　編	楊安瑜
編　　輯	黃谷光、李睿薇
內頁編排	方皓承
封面設計	林子揚
編輯協力	陳于雯、高家宏

出　　版	大都會文化事業有限公司
發　　行	大都會文化事業有限公司
	11051 台北市信義區基隆路一段 432 號 4 樓之 9
	讀者服務專線：（02）27235216
	讀者服務傳真：（02）27235220
	電子郵件信箱：metro@ms21.hinet.net
	網　　　　址：www.metrobook.com.tw

郵政劃撥	14050529　大都會文化事業有限公司
出版日期	2021 年 11 月初版一刷
定　　價	480 元
I S B N	978-986-99519-8-2
書　　號	Health+162

Metropolitan Culture Enterprise Co., Ltd.
4F-9, Double Hero Bldg., 432, Keelung Rd., Sec. 1, Taipei 11051, Taiwan
Tel：+886-2-2723-5216　Fax：+886-2-2723-5220
E-mail：metro@ms21.hinet.net　Web-site：www.metrobook.com.tw

◎本書由江蘇鳳凰科學技術出版社 授權繁體字版之出版發行
◎本書如有缺頁、破損、裝訂錯誤，請寄回本公司更換

國家圖書館出版品預行編目（CIP）資料

對症祛病養生酒：
超過 365 帖你所不知道的滋補調理方 / 謝惠民著
— 初版．— 臺北市：大都會文化，2021.11-
288 面；17×23 公分．—（Health+；162）
ISBN 978-986-99519-8-2（平裝）

1. 酒 2. 養生 3. 食譜

418.915 110000173